医疗康养资源服务满意度提升策略研究

任宗伟 著

中国财富出版社有限公司

图书在版编目（CIP）数据

医疗康养资源服务满意度提升策略研究／任宗伟著 . —北京：中国财富
出版社有限公司，2024.5

ISBN 978－7－5047－7227－5

Ⅰ. ①医… Ⅱ. ①任… Ⅲ. ①医疗保健事业—顾客满意度—研究—中国
Ⅳ. ①R199.2

中国版本图书馆 CIP 数据核字（2020）第 161330 号

策划编辑	李彩琴	**责任编辑**	敬 东 张 婷		**版权编辑**	李 洋
责任印制	尚立业	**责任校对**	孙丽丽		**责任发行**	董 倩

出版发行	中国财富出版社有限公司			
社　　址	北京市丰台区南四环西路 188 号 5 区 20 楼		**邮政编码**	100070
电　　话	010－52227588 转 2098（发行部）		010－52227588 转 321（总编室）	
	010－52227566（24 小时读者服务）		010－52227588 转 305（质检部）	
网　　址	http：//www.cfpress.com.cn	**排　　版**	宝蕾元	
经　　销	新华书店	**印　　刷**	北京九州迅驰传媒文化有限公司	
书　　号	ISBN 978－7－5047－7227－5/R·0112			
开　　本	710mm×1000mm　1/16	**版　　次**	2024 年 5 月第 1 版	
印　　张	12.5	**印　　次**	2024 年 5 月第 1 次印刷	
字　　数	191 千字	**定　　价**	56.00 元	

版权所有·侵权必究·印装差错·负责调换

前 言

随着人民生活水平的提高和人口老龄化的加剧，我国医疗资源不足的问题越来越凸显。那么在医院内部，如何根据患者的需求动态配置相应的资源以提高资源的利用效率？在医联体内部，如何实现各类资源（医院、设备资源、信息资源等）的共享以促进医联体的高效运营？在健康养老方面，如何充分发挥医院和养老机构的各自优势，实现"医养结合"？因此，必须对上述多种模式下的医疗康养资源进行合理配比，动态调整，提高使用效率，在提升患者对医院、养老机构的满意度的同时，使医院、养老机构的综合经营管理成本得到有效控制。本书的研究内容主要包括以下几方面。

（1）在医院内部，以门诊科室资源为研究对象，分别从不考虑回诊和考虑回诊两个方面进行配置。在不考虑回诊的情况下，以降低患者不满意度为主要目标，以降低运营成本为次要目标，建立医生门诊科室的多目标调配优化模型。在考虑回诊的情况下，在不考虑回诊的多目标调配优化模型基础上加入了动态优先级模型，形成新的排队规则。同时引入权重参数，对患者满意度情况和医院运营成本两个目标赋予不同的权重，分析不同权重下门诊科室的调配优化。

（2）在医联体内部分别以医生和普通资源为研究对象，展开共享机制设计研究。在医生共享方面，建立由政府、三级医院和普通医院构成的博弈模型，针对博弈结果给出相应的医联体医生资源共享发展策略。在普通资源共享方面，研究医联体资源共享及其维系的条件，将资源共享视为一个核心医院与合作医院的 Stackelberg（斯塔克尔伯格）主从博弈决策模型。求出提升医疗资源服务满意度的共享投入均衡值、核心医院和合作医院的投入分担比率及资源共享所创造的最大收益。

（3）双向转诊遇到的重点问题是向下转诊困难。通过引入感知价值，构建有别于传统收益矩阵的收益感知矩阵。在收益感知矩阵的基础之上，建立了"三级医院—社区医院—患者"三者之间的演化博弈模型，得到有效促进向下转诊过程中各主体积极参与的基本条件。运用数值仿真方法，给出可以促使向下转诊行为达到理想状态的相关参数，并验证了以下结论：通过调节这些参数，可以有效提升医疗资源的服务满意度。

（4）"医养结合"模式的选择是一个基于医院和养老院间的演化博弈过程，本书建立双方演化的博弈模型，分析了演化的路径、演化的均衡点以及影响演化结果的因素。当双方采用"医养结合"模式时，医院花费的运营管理成本、养老院在设备和人力上投入的成本以及政府给予的奖励等都会影响演化结果。在居家养老知识转移效率方面，从隐性知识转移入手，从知识生态的视角分析了居家养老服务传递过程中知识转移的影响因素，进而给出提升居家养老服务传递过程中知识转移效率的策略，促进我国养老服务业的健康发展。

（5）社区居家养老服务供应链运行过程中存在的比较突出的问题有订单堆积严重、工作量负荷过大、处理能力不强、老年人满意度不高等。选用能够研究大宗复杂系统的系统动力学来分析社区居家养老服务供应链，并将供应链运作过程中的问题总结抽象成变量，进而分析服务集成商和服务供应商在订单堆积、处理能力、订单满意率等方面的变化关系，构建社区居家养老服务供应链服务质量模型，建立仿真方程，对模型进行了仿真，对比分析了订单堆积、处理能力以及订单满意率等变量的变化趋势情况，证实服务质量问题确实存在，说明了优化模型的必要性。

任宗伟

2020 年 12 月

目 录
CONTENTS

1

绪　论

1.1　研究背景

　　医疗和养老行业是与人们生活息息相关的重要行业。在医疗行业中，医院是行业的重要组成部分。医院的主要职责是确保患者能够接受有效、便利的诊疗服务，所以医院的各种工作要以患者为中心，尽最大限度服务于患者，满足其需求，提升服务满意度。改革开放以后，我国进行了多方位的医疗改革，但效果不甚理想，"看病难"的现象并没有得到有效缓解，大型医院由于拥有先进的技术和设备而人满为患，但同时，基层医疗机构门庭冷落，造成一定程度的资源浪费。大型医院就诊人数过多使患者等待的时间过长，容易引起患者烦躁的情绪，一定程度上增加了医患关系紧张的可能性。我国经济水平及科学技术水平的快速发展也在无形中推动了医疗行业的市场化进程，进而使各大医院间的竞争更加激烈。在这种情况下，我国各大医院要改变现状、优化烦琐的就诊环节，才能适应外部竞争压力，改善患者满意度低的情况。随着互联网时代的到来，李克强同志在政府工作报告中提出"互联网＋"行动计划，使现在的医疗行业面临着重构的机遇与挑战。科技的发展推动移动终端的普及，这对改善患者的就诊流程起到极其重要的作用。因此，在移动互联网背景下研究解决就诊环节中的问题，可以调整优化就诊过程，减少患者在医院的等候时间，提高医院的服务效率，从而使患者满意度上升，降低医院成本。

　　我国老年人口基数大，增长速度快，这两点决定了我国迈入老龄化社会的步伐相比其他发展中国家更快。为了控制人口的快速增长，我国曾实施计划生育政策，并取得了一定效果，现阶段我国家庭基本上呈现出"421"的结构，即在一个家庭中，一对年轻的夫妇要赡养四位老人和抚养一个未成年的小孩。传统家庭式养老的作用和功能因受到这种简单家庭结构的冲击而逐渐弱化，所以传统家庭式养老越来越不能够满足老年人日益增加的养老需求。随着我国老龄化进程的加快以及养老需求的变化，以家庭为依托，社区机构为辅助，为老年人提供家庭式服务的社区居家养老服务模式应运而生，并且受到了社会各界的关注与认可。

1.2　研究目的和意义

1.2.1　研究目的

本研究的主要目的是通过对医院、医联体、养老机构的相关资源（如门诊科室资源、医生资源、普通医疗资源等）进行调度、优化配置，改善或缓解患者"看病难、等候时间长"的现象，从而提升患者对医院服务的满意度。通过资源的调配为优化就诊流程奠定基础，避免或减少资源的浪费，提高医疗康养机构服务的利用率及其市场竞争力。

1.2.2　研究意义

针对我国大型医院的医疗资源调配不合理，部分稀缺资源（如医生资源）不能得到合理利用等问题，本书着重研究就诊流程中的某一个或某两个环节，对资源进行优化配置，从而推进整个就诊流程，减少患者排队等待时间。通过对前景理论和排队理论等解决患者满意度和医院运营成本的多目标优化等问题。

"医养结合"作为我国养老方式上的创新之举，既是满足老年人医养需求的积极应对之道，又从理论层面上丰富了需求层次理论的内涵。同时，"医养结合"的研究从权利维度上保障了老年人健康照护权的实现，加深了我们对社会保障权的认识；将老年人作为重点研究对象，突出这一群体的社会保障权，便于我们更深刻地掌握社会保障权理论，实现老年人权利从法律层面向现实层面的转化。除此之外，"医养结合"作为一项公共服务，其供给中各主体角色的参与，使公共服务理论的内涵得以彰显。

1.3　国内外研究现状

1.3.1　医疗资源配置研究现状

1.3.1.1　国外研究现状

国外学者很早就开始高度关注医疗运行管理方面的研究。Golden 和 Seidmann 认为，医院的运作管理问题是医院需解决的核心问题，提出提高工作效率和资源利用率等可以有效解决医院运作中存在的管理问题。目前，需求预测、选址与分配、资源调度、预约、疾病预防与检测等方面都属于医院运作管理的研究对象，同时也指明了有实际价值的研究方向。例如，在服务质量一定的前提下，使医院的医疗资源很好地匹配患者的服务需求，从而使优化目标得以完成。Fomundam 等通过实地调研，利用排队理论对医院中各类医疗资源的调配情况以及患者在各个排队系统中的排队情况做了相关分析，概括了该理论在医疗行业的实际应用价值，对医疗资源精细化配置起到重要推进作用。Preater 研究了网络型的排队、单服务台下的单队列排队以及多服务台下的多队列排队问题，充分利用排队理论的实际应用价值，使医院总体服务水平大大提高。随着科技的进步，手术室逐渐成为医院的稀缺资源，对手术室的调配优化也越来越受到广大学者的重视。Meskens 等认为医院中手术室的合理调配具有极其重要的意义，因此在其研究中把手术团队的需求作为影响和限制因素对手术室进行优化配置。Villamizar 等通过离散事件的计算机仿真技术，从患者的抵达时间、被服务时间以及排队时间的角度进行了研究，同时也研究了医疗资源的合理配置。Landa 等利用聚类算法对外科手术进行合理的调度优化。在缩短急诊等待时间方面，Daldoul 等研究出一个随机模型，用于最大限度地减少急诊科患者的等待时间。Harzi 等提出了一种混合整数线性规划方法来促进急诊部物质资源的调度以缩短患者的等待时间。

之前的研究多是从下列角度进行探讨：患者以何种方式抵达、患者被服务的时间存在何种规律、医生提供服务的时间存在何种规律等。Lindley 利用排队理论模型对患者的排队时间进行剖析，提出如下假设：每个医生的单队列、患者的抵达时间以及被服务的时间是符合任意分布的。Konstantinos 剖析了当消费者需要较大的服务量时，怎样才能更准确地预测所需的服务时间，从而配置合理的服务台数。Kaboudan 在变动有关参数的前提下（假设顾客抵达规律按照指数分布），建立了通过变化服务台数减少顾客的平均等候时间、提高各类资源使用效率的数学模型。Chen 构建了当顾客抵达规律和被服务规律都在未知情况下的数学模型。Dayan 等通过早期的调研，得出影响患者满意度情况的非常关键的一个指标是排队等候时间的长短，其在很大程度上影响了患者整体满意度情况，为后续学者的研究指明了方向。

国外"家庭医生"较为普遍，所以许多学者在研究时仅考虑单队列服务台的情形，很少把多队列多服务台（即多科室多队列）的情形考虑在内。

1.3.1.2　国内研究现状

医疗资源的精确配置能大幅度缩短患者的排队时间，提高患者满意度，缓和紧张的医患关系，提升资源的利用效率的同时减少医院经营管理成本。国内学者对于医院资源利用问题有不少研究，主要针对大型检查设备、护士及相关人员的调配等，但对于门诊科室调度问题的研究相对较少。

张国通等通过动态优先级理论方法，构建患者在门诊科室的科学化排队等待模式。王婷婷等从顾客满意度情况的角度出发，通过对门诊收银窗口数量的配置进行优化，减少消费者排队等待时间，提高消费者满意度。姜博文等考虑到当患者预约后可能会有爽约或者加号的情况，通过损失与收益的衡量方法对患者的就诊流程进行优化，对爽约和加号的情况提出应对方案。单宝德等对门诊科室中全部的医护人员利用整群抽样法进行详细调研，规划人员配置情况，研究在非营利医疗机构内医疗资源（即医生）的精细配置模式，最后计算出在这种条件下每10万人需要配置的医生数量。李少冬等在研究医院各类医疗服务资源时，从患者的排队等待时间的长短介入，利用排队理论中的各种模型构建了服务能力规划矩阵。孙洪华、曾超把所有挂号窗口看作一个排队系统，构建 $M/M/c/\infty/\infty$ 模型进行算法设计，并利用仿真软件对整个挂号系统进行优化，最终目标是使患者的就诊等候时间大幅度缩短。常文虎等调研一天中不同时段患者的抵达状况，利用卡方拟合优度检验证明患者的抵达规律与泊松分布相符合。同时，通过排队理论及其排队模型，剖析患者的抵达规律、服务窗口的工作效率以及同一天中患者在不同时段的数量分布情况，计算各个时段应该配置工作人员的数量并给出对策。因此，动态配置各种资源将会成为医院以后发展的方向。

通过对国内外研究汇总发现，在医院各类资源的调配优化问题上，排队理论和模型仿真是比较有效的处理方法，许多研究者把以上方法运用到医院服务人员的工作排班中，并产生了较好的应用效果。与此同时，围绕患者等待时间和资源调配等方面进行的研究也取得了较大成果。但在过去，对门诊科室这一资源的调配优化研究很少。

一方面，本书试图利用前景理论来衡量患者的满意度情况，在不考虑回诊患者时，基于排队理论对医院门诊科室进行调配优化；另一方面，进一步分析患者回诊的情况，并利用动态优先级重新设置排队规则。重新对医院门诊科室进行调配优化，可以最大限度地缩短病患在就诊过程中的排队时间，减少医院经营管理成本。科研问题一般不会在一次的研究探讨中找出所有已知问题的答案，通过对哈尔滨市儿童医院以及哈尔滨医科大学附属第四医院两所三甲医院的调查走访发现，等待时间过长是造成患者满意度下降的主要原因，又由于多方面的限制，本书将患者等待时间作为衡量患者满意度情况的主要影响因素，忽略就诊环境、医护人员态度等其他因素对患者满意度情况的影响，进而将问题简化，但在以后的研究中，会逐步将影响患者的满意度情况的各个因素综合起来考虑，从而使研究结果更贴近实际情况。

1.3.2　医联体资源配置研究现状

1.3.2.1　国外研究现状

在医疗设备共享方面，Firdaus 等在对相关文献梳理及对几家医院进行调研的基础之上，建立了能够分析影响医生间资源共享的模型。该模型能够为实践社区（Community of Practice，CoP）的医生知识共享提供有效的帮助。Xu 等建立了由管理者、消费者、环境和生产者构成的多主体模型，该模型致力于提升医院共享资源的使用效率。Cheng 等分析了开展医疗信息资源的分配、建设的技术障碍。Marie 等在研究医疗环境的构建过程中，提出通过共同决策、协作计划和设计等方式保障医疗环境的质量。

在医疗资源共享方式方面，Tzeng 等研究了如何通过全球医疗资源支持与服务机构开展空闲医疗资源的共享，结合医院与社区信息共享的需求，学者主要从信息共享平台构建及运行模式等方面进行了研究。Keleş 开发了被称为"Expert Doctor Verdis"的综合医疗管理平台。该平台不仅实现了多种医疗服务信息平台资源的整合，同时具备决策支持功能。Kang 等在云平台的体系架构下，为了解决传统的泛洪算法①在医疗资源共享过程中所需通信量过大的问题，设计了轻重量路径泛洪算法。Li 等首先分析了医院与社区之间存在的问题，提出结论：基于区域卫生信息平台的医院与社区共享模式，建立了区域卫生信息共享平台，提高了社区的诊疗水平，为分级诊疗机制的实施提供了技术支持。Jiang 等研究了移动健康管理网络环境下的个人信息共享问题，提出了用于保障个人隐私及信息安全性的方法。Xi 等提出了基于云计算服务模式和区域医疗协同云计算平台的体系结构，它可以实现医疗资源共享。并进一步提出了基于云计算医疗资源共享环境的业务流程优化方式，研究发现通过此方式可以减少重复检查，缩短住院时间。

在双向转诊方面，Herndon 等通过老年患者对于转诊和不必要检查行为看法的实证分析，研究了如何提高美国医疗体系的服务质量。Shortell 等利用交换理论模型对医生转诊过程中的问题进行了分析，为转诊过程的优化提供了可行性建议。Shang 等通过对双向转诊系统的实证分析，设计出一套切实可行的双向转诊管理信息系统，可以降低双向转诊的费用，提高社区卫生服务机构的访问率和医疗水平。Chen 等利用软件工程中的瀑布模型来开发双向转诊系统，为如何缓解"看医生难，医疗费昂贵"的问题提供了技术上的支持。Hatcher 等以精神科转诊的患者为研究对象，介绍了一套能够预测患者对转诊预约的依从性的方法，最大限度地降低了初始治疗成本，并避免了产生由于缺乏初始治疗而导致的更严重疾病的治疗成本。Pires 等针对糖尿病视网膜病变转诊不及时造成患者失明的问题进行了研究，发现通过先进的预测技术可以提高直接转诊的成功率，降低病变带来失明的风险。Wadhah 等将社会网络分析运用到医疗卫生保健领域，通过分析社会网络中的全科医生和专科医生与加拿大现有医疗系统之间的关系，进而解决转诊困难的问题。

1.3.2.2 国内研究现状

在医疗市场的激烈竞争中，仅凭单个医院自身的力量无法形成竞争优势，

---

① 泛洪算法：FLood Fill 是一种算法，用于确定连接到多维数组中给定节点的区域。

更无法应对竞争，只有突破单个医院组织，才有可能构建自己的竞争优势
（赵志远）。与此同时，医院之间的自有资源由于各种原因不能共享，造成重
复投资、经济和社会效益低下等问题。因此，研究医联体模式下医院之间的
资源共享行为，探讨其一般性规律，具有非常重要的理论和现实意义（罗烽
林）。在医疗设备共享方面，国内学者刘英梅等通过建立博弈模型给出了核心
医院和合作医疗机构进行资源共享的基本条件。

在双向转诊方面，李晓波等借助区域化卫生信息平台，构建了以院前、
院中、院后医疗服务为中心的双向转诊模式，探索了促进双向转诊的措施，
完善了社区慢性病的管理。吴涵梅、李跃平以构建双向转诊制度为研究的切
入点，结合我国的国情并借鉴国外的有益经验完善我国医疗机构双向转诊制
度，从而降低医疗费用支出，减轻大医院的门诊压力。苏丽丽、王健研究了
国外的双向转诊模式，剖析了国外发展模式的特点，结合分析了我国双向转
诊的具体实施情况与不足，借鉴国外丰富的经验来完善我国双向转诊模式。
吴文强、冯杰基于"成本—收益"的经济视角，利用演化博弈模型，探索如
何推动我国双向转诊制度建设与发展，得出结论：可以通过调整政府政策、
整合医疗资源、建立协调机制、精简转诊流程等促进医院间的合作关系并且
加快双向转诊制度建立。杨立成等从实践的角度出发，研究了双向转诊在实
际实施过程中遇到的主要问题，提出医联体模式下的双向转诊机制，为各地
完善现有双向转诊机制提供借鉴。莫钒等运用了马尔可夫理论对医院之间转
诊合作问题进行建模，通过将其转化为排队问题进行研究，并从经济收益的
角度探究了不同规模医院合作时的最优转诊策略，为医院之间进行转诊合作
提供了决策参考和理论依据。刘晓玉、邓群钊对城市医院与基层医疗服务机
构组成的医联体内部的分工协作和双向转诊问题进行了研究，通过建立双向
转诊模型探讨了两所医院处于不同合作模式下（院管院办和协议合作）的最
优双向转诊策略和最优契约形式，为医联体内的双向转诊政策设计与流程优
化提供了依据。

臧国尧等将研究的重点放在了对全科医生的培训上。经过培训，上下各
级医院全科医生密切合作，由既往以医疗行政部门为主导地位的双向转诊模

式转为以全科医生医疗团队为基础的双向转诊模式,初步建立了综合医院与基层医疗卫生机构双向转诊制度和以全科医生医疗团队为基础的双向转诊模式。陈妍等针对我国当前社区医院首诊后向上转诊系统中医疗资源利用严重失衡的现状,运用排队理论和博弈的集成模型研究了我国医疗转诊系统的服务能力设计与定价问题,发现了政府的补贴政策是医疗转诊体系优化设计中有效的协调机制。于兴等探索双向转诊医疗风险控制量表模型对社区卫生服务临床工作中医疗风险控制的预测效果,使医生工作流程变得直观、简便、务实、安全及高效,促使医生规范操作流程,提高医疗技术,进一步完善双向转诊"大病重病到医院,小病康复入社区"的目标,有望达到双向转诊医疗机构与社保部门的统一。李诗杨等基于政府部门的角度,结合国外双向转诊运行中政府部门的职能,从政策保障、组织保障、财政保障和监管保障等方面,阐述我国政府在双向转诊中应该承担的职能。雷光和分析了城市医院与社区卫生服务机构间的双向转诊运转不畅的问题,指出导致该问题出现的主要原因是缺乏基本医疗保险的激励与约束机制的支持,并从组织保障、建立医疗保险的激励与约束机制、制定可操作性强的转诊标准等方面提出了对策和建议。

1.3.3 "医养结合" 方面

1.3.3.1 国外研究现状

Crocker 等对美国长期照护政策进行解读,吸取值得借鉴之处并对日本长期照护系统进行具体阐释。Stephen、Charlene 重点研究社区长期照护,认为未来服务供给中应当将关注重点放在预测老年人的需求、地理位置的变化,以及消费者和照护者未得到满足的需求方面。充足的资金是长期照护服务实施的保障。Terence、Charlene 和 Martin 认为医疗保险和医疗救助计划虽然都涵盖了需要长期护理的人群,但是其协调性差,有的服务供给存在空白,有的服务供给却重叠,所以需要进行长期护理体制改革。此外,Nanako、Kazue 和 Eiji 剖析日本长期护理保险制度实施后,老年照护者的生活发生了怎样的改观。Takashi 等调查居家照护和护理机构照护中护理需求接受者——老年人需求的满足情况及需求的特点，并对所提供的服务进行需求评估，提出夜间家庭护理的必要性，对社区老年人养老需求的评估利于医疗资源的有效利用。不管是家庭照护、社区照护抑或机构照护均离不开的核心字眼就是"养老需求"，这是其政策制定与服务供给的前提。

1.3.3.2　国内研究现状

"医养结合"作为当前一种新型的养老方式，全国多地已在积极展开试点工作，也引发了众多学者热议，他们的研究主要聚焦在"医养结合"实施的必要性、实施中存在的问题和相关建议三个方面。伴随人口老龄化加剧而产生的养老、医疗需求的激增和医养分离的养老方式等为实施"医养结合"的必要因素已成为学者们的共识。黄佳豪、孟昉从人口老龄化背景、家庭机构照料功能障碍探讨"医养结合"的重要性。此外，王长青、毛鹏远深入分析了目前养老服务供给中畸形的医养分离方式下产生的养老需求满足性差异和经济风险增加的后果，这是促使"医养结合"落地的重要因素。从资源利用率方面，王雯指出在传统医养分离式的供给方式下会造成"社会性住院"现象的增加、医保基金支付压力的增大。相反，"医养结合"是对医养资源的整合，兼具拉动经济增长与建立社区首诊制双重效果。

目前大多数学者的研究具有地域性特征，分别从养老机构、医院和市民对"医养结合"的认知三个研究对象来分析其实施过程中面临的困境。李秀明、冯译永探索二级医院医养结合中面临的困境，基于需求主体观念、认知理念以及供需错位等因素展开论证。陈俊峰、王硕指出在合肥市试点中，养老机构试点"医养结合"模式的最大障碍源于管理问题、医保报销政策瓶颈、养老医疗资源对接困难和养老服务等级评价标准不合理等方面。此外，崔玲玲、马颖认为外部环境中的行政管理体系、政策体系和内部环境中的资源供应系统和筹资系统是"医养结合"实施的障碍。此外，邓大松、李玉娇深入分析医养结合的供需困境，从政策支持、制度供给与养老服务供给总量与结构性矛盾谈"医养结合"供给瓶颈，并结合老年人需求主体的支付能力、有效需求等方面剖析"医养结合"实施中面临的障碍。有关"医养结合"的研究视角不同，其实现路径也不同，一般从制度层面、管理层面和服务供给层面实现"医养结合"。王演艺、高继龙从医疗保险视角提出"医养结合"实施中以老年人需求为依据并进行精准规划定位，通过分级诊疗制度和行政协同联动机制保证医养资源的整合。杜鹏认为在健康老龄化理念下，"医养结合"目标应精准定位在失能老年人身上，运用生命历程视角分析养老需求的动态趋势。

1.3.4 社区居家养老服务供应链研究现状

在梳理社区居家养老服务供应链研究中发现，政府在整个养老服务体系中扮演着非常重要的角色，政府不仅扮演着福利的生产者，同时还扮演着规划者以及一定程度的监督者，甚至在一些养老服务系统中，政府还在扮演着购买者。虽然社区居家养老服务既可以满足老年人养老不离家的需求，又有专业性，但仍然受到了家庭规模逐渐缩小所带来的压力和挑战，因而受到国内外研究学者的重视。

1.3.4.1 社区居家养老服务国内外研究现状

英国是最早提出"社区照顾"的国家，1989 年，英国政府颁布《社区照顾白皮书》，1993 年颁布了《国家健康服务与社区照顾法令》，这主要是因为家庭规模的变化使家庭养老的功能越来越弱化，因此英国提倡将养老压力转移到社区当中，让社区照顾缓解家庭照料的压力。这里的"社区照顾"就是我们现在所说的社区居家养老，由于国外养老业的发展相对较快，所以现阶段国外的社区居家养老服务系统也比较完善。由于各国发展的特点以及人口分布的情况不同，国内外学者们的研究侧重点也是各不相同，具体可以分为以下几大类。

（1）社区居家养老服务需求问题国内外研究现状

在社区居家养老服务需求问题上的研究，国外学者主要集中在服务需求本身的研究以及影响因素的研究上。Schopflin 提出，为了满足老年人的需求问题，社区需要选择合适的位置建立养老服务中心，可以为有需求的老年人提供饮食等生活照料或者日托服务等。Cockerham 认为老年人之所以会产生养老服务需求，主要是因为他们在生活上不能自理，疾病或者身体机能退化使他们不能够独立完成一件事，总之，生理原因催生了养老服务需求。Meredith

提出，为了全方面满足老年人的服务需求，社区照顾不仅要提供地点，在一些特殊的护理方面，特别是对于一些患病的老年人，更应该做好护理服务。Wilson 在其研究中指出，老年人之所以会出现养老需求，是因为老年人不能完成对自身的照顾，需要通过其他人的帮助或者机构的辅助来满足一项服务的需求。Kinney 为了更清楚地研究老年人的养老服务需求，针对一定区域内的老年人进行了实地调查，通过对采集数据的分析整理，得出了该区域多于 2/5 的老年人在生活中需要一定的帮助的结论，这些帮助包括生活中的吃饭和洗澡等，还有一些其他方面的服务，如陪同和帮助理财等。Moody 指出老年人的正常生理能力的丧失，主要是因为他们在身体上和心理上长期忍受着折磨及摧残。Meinow 等从财政收入方面入手，研究了养老服务需求和老年人财务水平之间的关系。Puthenparambil 等在其研究中同样指出，对身体和心理失调的老年人，在丧失正常生活的能力之后，需要及时给予帮助，满足他们的需求。

国内学者主要有以下一些研究。高晓波等基于老年社区居家养老服务的需求，运用博弈的方法研究了社区居家养老机构与政府之间的合作策略。夏天慧等对沈阳市社区居家养老服务需求现状及影响因素进行了分析，为社区卫生机构提供了一定的参考数据，帮助其提高社区居家养老护理服务的质量。田甜等通过发放问卷以及实地调研的方式对成都市 145 名老年居民进行数据采集，运用多元线性回归的方法得出了老年居民对于养老服务的需求及影响因素。侯冰等运用了魅力质量理论，结合使用了 Kano 模型，对上海市的某一街道上的高龄独居老人的居住现状进行调研，分析了老年人对于社区居家养老服务需求的优先顺序。

（2）社区居家养老服务供给问题国内外研究现状

国外学者对于社区居家养老服务供给问题的研究主要表现在服务供给主体以及供给内容和方式上面。Higgins 对于社区居家养老服务供给主体给出了界定，指出了社区居家养老服务供给主体包括政府、营利性机构等。Sigurdardottir 在明确了微观社区居家养老服务供给的主体之后，对供给主体的特点进行了总结，认为能够满足老年人服务需求以及为老年人提供服务的人或机构都可以归为服务供给的主体。You 等提出，身为服务供给者，对于自身的要求要高，明确自身的角色定位，确保服务质量并尽量满足老年人的心理需求。Sharkey 提出在服务供给方面，社区要对一些可利用的资源进行整合，充分发挥社区资源的使用价值。Lawn 等认为服务提供者素质的高低对于服务质量的影响是非常显著的，所以适当进行培训对服务提供者以及整个服务供给过程是起到积极作用的。Brubaker 对于服务供给内容进行了初探，大致分为两个方面的服务供给，即家庭内部服务供给和家庭外部服务供给。

Frejka 认为，现实生活中的社区照顾服务主要是作为养老的辅助手段。Ergas 重新定义了社区居家养老服务提供的主要内容，总结为四大类：生活照顾、医疗卫生、文化娱乐以及精神慰藉。Appannah 等认为，培训服务供给者给老年人提供专业化的服务是非常有必要的。Phelan 认为随着老年人口基数的不断增大，社区居家养老服务所发挥的辅助作用是非常强大的，通过为老年人提供到家式的服务，能够帮助他们安享晚年，减少孤独感。

王震从我国第四次中国城乡老年人生活状况抽样调查的数据分析入手，发现我国社区居家养老服务供给严重失衡，最终得出想要提高社区居家养老服务供给能力，必须优化底层治理结构。李文琦从网络治理的角度出发，分析了我国社区居家养老服务供给机制存在的问题并给出了相应的改善策略。张国平等对我国社区居家养老服务供给的特点及内涵给出了界定，通过分析研究我国社区居家养老服务市场化供给存在的问题，给出了相应的对策建议。

（3）社区居家养老服务质量评价问题国内外研究现状

除了研究社区居家养老服务供给和需求问题，国外的学者也研究了社区居家养老服务质量评价以及满意度的问题。Taylor 等学者的研究显示，要满足老年人社区居家养老服务的需求，需要及时对服务体系进行评价，确保服务体系的灵活性以及质量评价的可靠性。Sergey 指出，在对老年人服务满意度的研究中发现，影响因素中比较显著的是老年人自身方面，如老年人身体的健康状况以及老年人的精神状况。Harrison 等发现，外在因素的影响作用使老年人的满意度出现波动，同样，老年人对于服务质量的期望值越高，越会出现满意度较低的情况。Low 等学者的研究显示，老年人接受的居家养老服务质量越高，他们的满意度就会越高，进而能够减轻老年人受照顾的心理负担。

Grille 指出，老年人对于养老服务的满意度与老年人养老服务工作参与度呈正相关。Liu 等指出，在评价居家养老服务质量以及满意度时，老年人的生活质量能够影响他们对于需求是否被满足的判断。朱亮等为了研究社区居家养老服务质量的问题，构建了社区居家养老服务质量评价体系，为提升社区居家养老服务评价质量及建设提供了一定的理论依据。雍岚等引入了服务领域的"可及性"，构建了社区居家养老服务的可及性概念模型，同时对构建的指标体系进行了验证分析，给出了改善社区居家养老服务质量的对策建议。储亚萍和何云飞运用回归分析的方法，对我国四个城市的数据调查结果进行了分析，研究了政府购买居家养老服务与老年人满意度之间的关系。

1.3.4.2　服务供应链的国内外研究现状

Akkermans 是服务供应链概念的最早提出者，美国学者 Ellram 在其著作《理解和管理服务供应链》中对服务供应链的定义以及特点再次进行了详细说明。国内外学者对于服务供应链的研究主要集中在其定义、类型、特征及应用等。

（1）服务供应链定义及类型的国内外研究现状

Sampson 在研究服务供应链的时候借鉴了 Lovelock 对服务概念的界定，根据服务流动的方向性，将服务供应链分为单向供应链、单级多向供应链以及二级多项供应链。同样是对供应链类型的划分，Wang 等则是依据提供的服务内容将服务供应链界定为纯服务供应链和产品服务供应链。Niu 对服务供应链结构进行了分析，重新定义并解释了服务供应链的概念以及具体的组成结构，并考虑了不同情况下服务供应链协调问题。许仲生结合电子商务大背景重新给出了服务供应链的定义及类型。宋华等在总结已有学者在服务供应链理论研究成果的基础上，提出了服务供应链结构和行为的决定框架。

（2）服务供应链应用的国内外研究现状

随着服务业的日益发展，服务供应链的应用领域越来越广泛，因此对于服务供应链的应用研究也是在不断深入，如 Baltacioglu 等在其研究中构建了一个服务供应链的模型，为了验证模型的有效性，将这个服务供应链模型运用在医疗保健行业，取得了比较不错的研究成果。Hu 等研究了旅游服务供应链，对于旅游服务供应链的概念进行了进一步界定，并且对旅游服务供应链的具体运作流程进行了优化研究。曾小燕等通过线上、线下多渠道方式对酒店服务供应链进行了研究，经过博弈分析后得出了使服务供应链利润最大化的策略。侯静怡等研究了招聘服务供应链，在研究的过程中引入了广告合作模型，通过案例分析后得出合作模型具有的价值。

1.3.4.3　系统动力学应用于供应链的国内外研究现状

关于系统动力学应用于供应链的研究比较深入，最开始是针对产品供应链库存的牛鞭效应①的研究，随着服务供应链的发展，系统动力学也逐渐被应用于服务供应链的研究。

（1）产品供应链中的应用

运用系统动力学研究产品供应链，主要关注点在库存管理、牛鞭效应、供应链质量管理以及风险控制等方面的研究上，如 Forrester 运用系统动力学方法，对案例进行了充分分析后发现，牛鞭效应存在于产品供应链的库存管理当中，验证了牛鞭效应的负面作用。Djonckheere 等通过运用系统动力学的方法，通过仿真实现了动态的库存补货策略，结果表明牛鞭效应得到了一定程度的弱化。Gumzej 等通过计算机仿真辅助，实现了汽车行业的系统动力学模型的运行，进而得出能够改进汽车行业供应链运作效率的策略建议。高阔等运用系统动力学的方法对农产品供应链模式的运作进行了比较分析，通过改变销售方式提升了农产品供应链的运作效率。周金华等运用系统动力学的方法研究了大型客机供应链的质量控制问题，通过仿真分析得出管控策略。刘爱秋等选定了河北省保定市作为研究地点，运用系统动力学的方法对该地的生鲜蔬菜供应链的风险识别问题进行研究。

（2）服务供应链中的应用

Wang 等选定了医院应急服务为研究对象，在基本供应链模型的基础上，建立应急服务供应链，通过仿真分析来进行服务供应链各个节点的医疗资源

---

① 牛鞭效应：经济学上的一个术语，指供应链上的一种需求变异放大现象。

的调度问题。Edward 等运用系统动力学的方法研究了服务供应链的管理原则，为后续研究者提供了宝贵的参考模型和经验借鉴。李坚飞等研究了新零售供应链，通过运用系统动力学的方法仿真分析了服务质量的变化情况，通过给出稳态策略促进线下零售实体企业利润的提升。徐显龙等运用系统动力学的方法对数字教育服务业进行了研究并绘制了数字教育服务业技术路线图。陶经辉等对物流园区与产业园区的服务能力进行分析，运用系统动力学的方法仿真分析了二者之间的变化关系。石园等运用系统动力学的方法研究单链和集群式养老服务供应链之间的协作问题。

1.4　技术路线

本书的技术路线如图 1 - 1 所示。

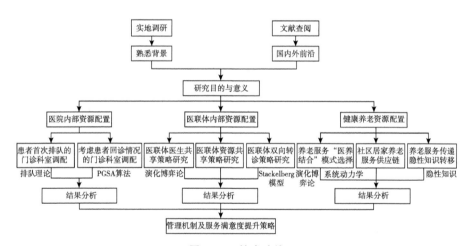

图 1 - 1　技术路线

2

医疗康养资源配置理论基础

2.1 医疗康养资源概述

2.1.1 医疗资源

医疗资源是提供医疗服务的生产要素的总称，通常包括人员、医疗费用、医疗机构、医疗床位、医疗设施和装备、知识技能和信息等。政府行政部门通过直接控制医院，间接控制了所有重要的医疗资源，从而织成了一张医疗资源行政化垄断的"天罗地网"。医院控制了所有重要的医疗资源，将医院、医生、药品和检查四个重要的医疗资源捆绑在一起。

医疗卫生资源配置是指医疗卫生资源在医疗卫生行业（或部门）内的分配和流动，它包括了两个方面的分配，即增量分配与存量调整，又称"初配置"与"再配置"。人力资源作为医疗卫生资源的一个重要组成部分，同时又是表现较为活跃的部分，分布不均衡、配置不公平是我国医疗卫生人力资源配置中突出的问题。尤其是城乡的不均衡分布，对资源配置的公平性和效率目标的实现产生了负面影响。

在人员数量的配置与供给方面，城乡的医疗卫生人力资源在执业医生、卫生技术人员等的配置上呈现出不平衡的状况；在优质资源与人员质量方面，医疗卫生人力资源的配置也存在城乡分布不均导致的结构性失衡状况，高质量的医疗卫生技术人员大多集中在城市的大型医疗机构，而在农村与基层医疗机构，医务人员的整体素质偏低，这就使医务人员的医疗技术水平和服务能力受到限制，进而导致农村居民医疗卫生服务质量偏低。这是当前我国卫生系统急需解决的一个问题。如何公平、合理地分配与有效利用医疗卫生人力资源，关系到一个国家或地区居民的健康水平和资源利用效率。

本书的研究重点是医疗机构内部的医生、门诊科室及硬件等资源的配置及高效利用。

2.1.2 康养资源

康养资源的全称为健康养老资源，随着我国老年人比例的增加，如何发挥健康养老相关资源效用是全社会关注的重要问题之一。目前，我国的养老模式主要有三种：居家养老、机构养老和社区居家养老。其中，社区居家养老更符合我国老年人的生活习惯和心理特征，可以满足老年人的心理需求，既有助于他们安度晚年，也更符合中国实际。为此，本书以社区居家养老为研究对象，重点关注如何通过资源整合、信息共享提升社区居家养老服务的效率。

社区居家养老是指老年人按照我国居民生活习惯，选择居住在家庭中安度晚年生活的养老方式。它以社区为平台，整合社区内各种服务资源，为老年人提供助餐、助洁、助浴、助医等服务（其中，创办老年食堂是开展社区居家养老助餐服务的重点和难点）。它介于家庭养老和机构养老之间，利用社区资源开展养老照护，由正规服务机构、社区志愿者及社会支持网络共同支撑，为有需要的老年人提供帮助和支援，使他们能在熟悉的环境中维持自己的生活。由于城市化的不断发展，城市人口老龄化程度愈加严重。社区是城市老年人生活和日常活动的主要场所，社区居家养老作为一种新型的养老方式，保留了传统在家养老的形式，同时利用个人、家庭、社区和社会的力量和资源，向老年人提供就近而又便利的服务，满足老年人养老的心理和物质需求，让老年人拥有稳定、良好的生活状态，减轻其子女的日常照料负担，弥补社会养老机构的不足，能较好地解决老年人的实际问题。

2.2 前景理论

2.2.1 前景理论的提出

对于决策者在面临风险和条件不确定时的决策，许多学者给出各种不同的数理模型，在这些模型中被普遍认可的决策模型是 John von Neumann 和 Osker Morgenstern 提出的期望效用理论（Expected Utility Theory）。它不仅对人面临风险时该如何行动的问题作出解答，还给出了数学公理，使以后的应用研究更加便捷。在传统的经济学中，一直以期望效用理论作为决策问题的主要手段，其核心假设是认为决策者会全面地分析和判断所需要的信息，作出最优的决策，使自身获得最大收益，也就是站在"完全理性"的角度，分析并解决问题。该理论在实践中效果不甚理想，一方面在于决策信息获得的有限性，另一方面在于决策者也不可能作出完全理性的判断，其在决策时通常会受到主观经验和思维定式的影响，所以并不满足期望效用理论的前提。

由于期望效用理论具有局限性，1979 年，Kahneman 与 Tversky 的《前景理论：风险决策分析》让前景理论（Prospect Theory）进入人们的视野，并在其中引入心理学和行为学理论。该理论描述了决策者在风险下作出决策的模型，它认为决策者具有有限理性，在所处的情况比较复杂时，决策人总能依照自身以往的经验以及主观感受给出相应的决策结果。

从期望效用理论到前景理论的转变就是从"完全理性"到"有限理性"的转变。在"完全理性"假定下，人们拥有运算能力和各种推理能力，拥有完备的信息资料，从而能作出完全正确的决定。但在解释现实情况上，"完全理性"假设是失败的。这就更加显示出了"有限理性"（即人们做决策时是受各种条件约束的）的合理性。决策者自身所拥有的运算能力和各种推理能力是有限的，同时掌握的有用信息也是有限的，这样的假设更加符合实际情况，具有现实意义。

2.2.2 价值函数

价值函数反映的是主观价值与预期结果之间的关系，其核心观点在于价值的变化值，而不是价值的最终状态。这符合人们对于变化的敏感性。先前在期望效用理论中被人们广泛应用的是效用函数，而该函数与价值函数的区别在于价值函数有拐点，也就是参照点。

通过与参照点（其选取会因人而异）的偏差大小来衡量价值变化量，收益和损失分别在参照点的两个方向。

参照点的选取对价值函数图像的呈现至关重要，是价值函数中的核心概念。它是由决策行为人主观认定的，不同的行为人在作出决策时可从多种角度选取不一样的参照点。就像对有一定温度的物体，有的人感觉物体"热"，有的人感觉物体"冷"，而有的人感觉"温度适中"。在参照点的基础上，分析价值函数的总体特征如下。

①价值函数关注的是相对于参照点收益和损失的变化量而不是最终价值，这一点与期望理论有本质的区别。收益与损失的结果只是参照点的一个相对量，不同的行为决策人会选择不一样的参照点，同样，出现相同的事件结果会给不同的行为决策人带来不一样的感受。

②价值函数图像的表现形式是"S"形，横坐标上方凹函数的部分表现为收益状态，横坐标下方凸函数的部分表现为损失。从该图像（见图2-1）中可以看出，在收益确定、风险不确定（即损失不确定）时，行为人会出现风险厌恶，在收益不确定、风险确定（即损失确定）时，行为人会出现风险追求。

③损失区间内价值函数的斜率要比收益区间内该函数的斜率大，表明行为决策人更趋向于损失规避，即人们对于损失的变化更加敏感。价值函数的核心是参照点的选取，按照事件带来的结果与预期结果的偏离方向和偏离程度来表示决策结果的优劣。当比较结果与参照点时，大于即为盈利，小于即为亏损，如图2-1所示。

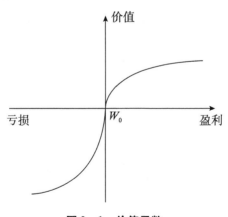

图2-1 价值函数

Kahneman 与 Tversky 给出的函数表达为

$$V_j(x) = \begin{cases} x^{\alpha^*}, & x \geqslant 0 \\ -\lambda^* \, (-x)^{\beta^*}, & x < 0 \end{cases} \quad j = 1, 2, \cdots, m \quad (2-1)$$

在式（2-1）中，α^*、β^*分别表示决策者对收益和损失的敏感程度，α^*、β^*越大代表行为决策人更加趋向于追逐风险；λ^*表示损失厌恶系数，当$\lambda^* > 1$时表示行为决策人对损失的反应更加剧烈。在 Kahneman 和 Tversky

的研究里，经过统计验证研究得出 $\alpha^* = \beta^* = 0.88$，$\lambda^* = 2.25$。但是我国学者曾建敏通过研究指出，国外对 α^*、β^*、λ^* 各个参数取值不符合中国的实际情况，他经过拟合实验得出 $\alpha^* = 1.21$，$\beta^* = 1.02$，$\lambda^* = 2.25$，这更适合我国的情况。

$V(x)$ 具有以下几个特征。

①在合理定义区间里，收益与损失的数值与价值的数值是呈正比关系的，即其图像呈现单调递增的趋势。

②衡量对象是变化量而不是存量。图像曲线是以参考点为原点，以与参照点的差量为自变量，以收益情况为因变量的单调递增函数。

③$V(x)$ 在第一象限中的斜率比在第三象限中的斜率小，也就是说，对决策人来说同等程度的收益所带来的满足感不足以抵消同等程度的损失所带来的痛苦，这表明人们对损失更加敏感。

2.3 排队理论

排队理论是对排队系统中的人员排队现象（如排队人员的到达、等候时间、离开等）所呈现的规律的随机性进行研究，在许多研究领域得以运用，是一种既有价值又实用的理论。在日常生活中，排队现象是很常见的一种现象，如排队购票、排队在银行办理业务、排队就医等。这些排队现象具有相同的特点——随机性，如顾客何时抵达排队系统具有随机性，为顾客提供服务所需的时间长短也具有随机性，因此，排队理论也被叫作随机服务系统理论，该理论从顾客抵达的时间以及顾客被服务的时间等要素的统计研究中，总结出一些数理量的随机规律（如等待时间、排队长度），在这些规律的基础上将顾客进行合理组织，最终使整个系统既能满足顾客的需求，又能尽量减少服务机构的支出成本。

2.3.1 排队理论的基本概念

排队系统主要由三个部分组成：到达过程（顾客的到达过程）、排队规则

（排队时所设置的规则）以及服务过程（系统的整个服务过程），图2-2展示的是最具代表性的排队系统模型。顾客源产生需求顾客，需求顾客到达服务系统后，若服务窗口没有空缺，需求顾客就要按照既定的排队规则进入排队系统，若服务窗口能即刻提供服务，那么需求顾客在完成服务需求后立刻离开。

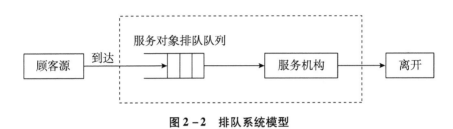

图2-2 排队系统模型

下面分析一下排队系统的三个部分。

（1）到达过程

顾客源既可以是有限的，也可以是无限的。当顾客源有限时，服务率将伴随系统内剩余服务对象数量的减少而下降；当顾客源无限时，服务对象的减少不会对系统服务率有显著影响。

顾客抵达规律是单位时间内的抵达率或者顾客抵达的时间间隔规律。该规律既可以是随机的，也可以设置成固定的。可以通过统计方法计算其概率分布。

（2）排队规则

排队规则是需求顾客进行排队时所依据的形式，主要有三类。

①损失制。若需求顾客抵达后，各个服务窗口均被占用，此时需求顾客便不会被当作服务对象进入排队系统，从而使得需求顾客自动离开。这种情况被视为不允许排队规则，导致顾客流失，因而叫作损失制。例如，酒店客满后便不再接纳其他客人，就属于损失制排队类型。

②等待制。若需求顾客抵达后，各个服务窗口均被占用，此时需求顾客会被看作被服务对象进入队列，然后按照排队规则自动排队等候，直到满足需求后离开。在进入排队等待后，又分为三种规则：第一种是先抵达先服务，

也就是按照需求顾客的抵达时间的顺序来提供服务，这是非常公平的一种方式；第二种是后到先服务，即按照时间来看，服务系统优先为后来到的服务对象提供服务，如乘坐电梯时后进来的人往往先出去；第三种是服务机构按照优先级的情况进行服务，即具有较高优先级的需求顾客优先接受服务。

③混合制。混合制由损失制与等待制组合而成，即虽然需求顾客可以排队，但是须在一定的约束条件下，其约束条件有服务系统容量及需求顾客等待时间。系统容量的限制主要表现为系统只能接受一定数量的需求顾客，在这个数量之内的需求顾客遵循等待制，超过这一数量的需求顾客自动离开，属于损失制。等待时间的限制主要表现为超过一定的时间，系统内的需求顾客自行离开。

（3）服务过程

对于整个服务过程所进行的研究主要分为服务机构和其所体现的服务规律两部分。

服务机构，既可设置单服务窗口来提供服务，也可设置多服务窗口来提供服务。在开放多个服务窗口来提供服务的情况下，既可单独使用串联或者并联的方法，也可同时使用这两种方法将这些窗口连接。单服务窗口既可满足单队列的服务要求，又可满足多队列的服务要求。

服务规律是研究需求顾客在完成服务时利用的时间分布情况。需求顾客所需要的服务时间，有的长短一定，如洗车服务时机械化的冲洗时间；有的长短不确定，具有随机性，这种随机时间在一般情况下的分布近似于指数分布。

2.3.2 排队理论中的基本数学模型

（1）排队系统中的服务指标

①等待队长 L_q 和平均队长 L_s

等待队长是在所处的排队服务系统中当前处于等候状态且尚未被服务的需求顾客的数量，用符号表示为 L_q。平均队长是在所处的排队服务系统中需求顾客的总数量，既包含当前正处在等候状态的需求顾客，也包含当前正在接受系统服务的需求顾客，用符号表示为 L_s。

②逗留时间 W_s 和等待时间 W_q

逗留时间就是需求顾客在整个排队系统里停留的所有时间总和，主要包含两个部分，既包含完成服务所需的时间也包含排队等候所占用的时间，用符号表示为 W_s。等待时间单纯地指在整个服务系统中需求顾客在排队时所占用的时间，用符号表示为 W_q。

（2）两种典型的排队理论模型

①$M/M/1/\infty/\infty$排队模型

到达过程——假定顾客源具有无限制性的特征，并且顾客之间是互不影响的，在特定时段内需求顾客抵达的数量符合泊松分布。

排队规则——在单队列排队的条件下，先抵达先服务，同时队列长度不会被限定。

服务过程（服务机构）——在单服务窗口的条件下，为每个需求顾客提供服务的时间是互不影响的，同时符合负指数分布，服务窗口所提供的平均服务率为 μ。

②$M/M/c/\infty/\infty$排队模型

此模型各个系统组成部分与 $M/M/1/\infty/\infty$ 是一致的，唯一不同的是服务机构由单服务窗口转变成多服务窗口，同时设定各个提供服务的窗口之间是互不影响的，并且每个服务窗口的工作效率一样，所以整个服务系统的平均服务效率可记为 $c\mu$。

2.3.3 排队理论的经济含义

排队理论的重点就是衡量需求顾客等待成本与服务机构服务成本之间的关系。图2-3表示排队服务系统中上述要素之间的关系。当服务机构的服务能力最小时，服务成本最低，排队等待的服务对象数量最多、等待时间最长，即等待成本最大；当服务单位的服务能力提高时，会使服务成本有所上升的同时促使等待成本下降。等待成本与服务成本的交点即最优化的总成本。决策者的目标就是通过各种策略和方法得出最优的结果。

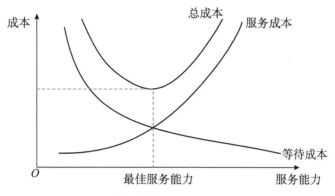

图 2－3 等待成本与服务成本关系曲线

2.4 博弈理论

2.4.1 演化博弈

演化博弈理论是把博弈理论分析和动态演化过程分析结合起来的一种理论。在方法论上，不同于博弈理论将重点放在静态均衡和比较静态均衡上，它强调的是一种动态的均衡。演化博弈理论源于生物进化论，曾经相当成功地解释了生物进化过程中的某些现象。如今，经济学家们运用演化博弈理论分析社会习惯、规范、制度或体制形成的影响因素以及解释其形成过程，也取得了令人瞩目的成绩。演化博弈理论是演化经济学的一个重要分析手段，并逐渐发展成经济学的一个新领域。

演化博弈理论能够在不同的领域得到极大的发展应归功于史密斯（Smith）与普瑞斯（Price），他们提出了演化博弈理论中的基本概念——演化稳定策略（Evolutionary Stable Strategy）。斯密斯和普瑞斯的工作使人们的注意力从博弈理论的理性陷阱中解脱出来，从另一个角度为博弈理论的研究寻找可能的突破口。自此以后，演化博弈理论迅速发展起来。20 世纪 80 年代，随着对演化博弈理论研究的深入，许多经济学家把演化博弈理论引入经济学领域，用于分析社会制度变迁、产业演化以及股票市场等，同时对演化博弈理论的研究也开始由对称博弈向非对称博弈深入，并取得了一定的成果。20 世纪 90 年代以来，演化博弈理论的发展进入一个新的阶段。威布尔（Weibull）比较系统、完整地总结了演化博弈理论，其中包含了一些最新的理论研究成果。其他的一些理论成果包括克瑞斯曼（Cressman）以及萨缪尔森（Samuelson）的著作。

与此同时，演化博弈理论在经济学中的应用研究也飞速发展。弗里德曼（Friedman）认为演化博弈理论在经济领域有着极大的应用前景，并对一些具体应用前景的动态系统进行了探讨。巴苏（Basu）研究了公民规范和演化之间的关系，认为规范的长期存活依赖于演化过程和自然选择。弗里德曼和冯（Friedman 和 Fung）以日本和美国的企业组织模式为背景，用演化博弈分析了在无贸易和有贸易情形下企业组织模式的演化。拜斯特和古斯（Bester 和 Guth）用演化博弈理论研究人类在经济活动中利他行为的存在性及其演化稳定性。登弗伯格和古斯（Dufwenberg 和 Guth）在双寡头垄断竞争的情形下比较了两种解释经济制度的方法：间接演化方法和策略代理方法，研究了在怎样的市场环境中这两种方法会导致相似的市场结果。戈特曼（Guttman）用演化博弈理论研究了互惠主义在有机会主义存在的群体中是否能够存活的问题；青木昌彦从认知的角度提出了一个关于演化博弈理论的主观博弈模型。哈如威和普拉赛德（Haruvy 和 Prasad）运用演化博弈理论研究在具有网络外部性的条件下免费软件的最优价格和质量。科斯菲尔德（Kosfeld）建立了德国超市购物时间反常的演化博弈模型。奈宝格和瑞戈（Nyborg 和 Rege）用演化博弈理论研究了顾及别人感受的吸烟行为的社会规范的形成。加斯米那和约翰（Jasmina 和 John）研究了三种不同的学习规则在公共物品博弈中仿制人类行为时谁表现得更好的问题。丹尼尔、阿瑟和托德（Daniel、Arce 和 Todd）研究了四种不同类型的囚徒困境博弈，指出这四种囚徒困境要达成合作所需的演化和信息要求。

一般的演化博弈理论具有如下特征：它的研究对象是随着时间变化的某一群体，该理论探索群体演化的动态过程，并解释说明为何群体将达到这一状态以及如何达到。影响群体变化的因素既具有一定的随机性和扰动现象（突变），又有通过演化过程中的选择机制而呈现出来的规律性。大部分演化博弈理论的预测或解释能力在于群体的选择过程，通常群体的选择过程具有一定的惯性，同时这个过程也潜伏着突变的动力，从而不断地产生新变种或新特征。

几乎所有的演化博弈理论都具有上述特征。然而，演化博弈理论中的一些生物进化的概念在经济学领域中无法应用，如性别和交配、染色体和代际等，这些概念很难被引入经济学领域中来。演化博弈理论在经济学领域的应用主要是考虑微观个体在演化的过程中学习和模仿其他个体的行为，即沿用拉马克的进化学说。

一般的演化博弈模型的建立主要基于两个方面：选择（Selection）和突变（Mutation）。选择是指能够获得较高支付的策略在以后将被更多的参与者采用；突变是指部分个体以随机的方式选择不同于群体的策略（既可能是能够获得较高支付的策略，也可能是获得较低支付的策略）。突变其实是一种选择，是一种不断试错的过程，也是一种学习与模仿的过程，这个过程是逐渐适应且不断改进的。不具备这两个方面的模型不能被称为演化博弈模型。比如，艾格则等提出了一个动态演化的博弈模型，他们研究有限理性的企业在采取一定的行为规则（产量调整机制）情况下，企业重复博弈是否可以达到纳什均衡。这个模型虽然研究的是有限理性个体和动态演化过程，但不属于演化博弈模型，因为没有包含选择和突变的过程。如果把这个模型做如下修改，便可以看作演化博弈模型：假设企业有许多不同的行为规则，而采用某些行为规则的企业比那些不采用这些行为规则的企业获益更大；随着时间的推移，采用这些行为规则的企业生存下来，而不采用这些行为规则的企业被淘汰。这样修改后的模型既有选择过程又有突变过程，便成为一个演化博弈模型。

总之，演化博弈模型有如下三个特征：第一，以参与人群体为研究对象，分析动态的演化过程，解释群体为何达到以及如何达到这一状态；第二，群体的演化既有选择过程也有突变过程；第三，经群体选择下来的行为具有一定的惯性。

2.4.2 Stackelberg 博弈

斯塔克尔伯格模型（Stackelberg leadership model）是经济学中双寡头模型

之一。它以德国经济学家 Heinrich von Stackelberg 的名字命名，在 1934 年出版的 "*Marktform und Gleichgewicht*" 中被阐述。

在博弈理论中，博弈的两个参与者分别是 leader（领导者）和 follower（追随者），他们进行的是数量竞争。领导者先行选择产量，追随者观察到领导者的选择后再做选择。

2.5 模拟植物生长算法

对于多目标求解问题，模拟植物生长算法（Plant Growth Simulation Algorithm，PGSA）有一定的优势。该算法对于限制性条件和目标函数有较高的要求，必须具备很好的可微性和连续性，所以该算法能很好地适应数据的不确定性，并且能在可接受的范围内获得所要求解问题的最优解。

PGSA 运用了植物趋向太阳光的生存本质，将植物的生长所体现的动力特征应用在所研究对象的优化上，搜索并最终找到最优解的优化算法。该算法在 2005 年首次被提出后便得到广泛关注和应用。PGSA 的全局寻优能力强，同时拥有较高的收敛效率以及稳定性好等优点。

2.5.1 植物生长方式的算法模拟

20 世纪中期，美国生物学家 Lindenmayer 在生物学中引入生成与转换法则，他指出在一定的分枝规则与重写规则基础上，植物分枝等生长过程可以通过算法进行描述。例如，对特定过程进行有限次迭代后，赋予相应字符串一定的含义，将其称为形式语法，其核心思想可以概括为以下几点。

①当茎秆从土里长出时，在其上的一些地方会生长出新的枝，而这些地方就被称为节。

②大多数新长出的枝上又能反复地长出新枝。

③生长出的各枝之间具有相似的一些特征。

根据已有的理论体系，对于植物的生长过程可以总结出以下两点。

第一，对于"节"的选取。当植物的节点大于等于两个时，哪个节点将作为生长点产生新枝，取决于各节各部位形态素的浓度情况。节的某部位形态素的浓度值越高，就代表这个部位能生长出新枝的概率越大。

第二，每个细胞形态素的浓度值是由所处的生存环境决定的，生长点总量会随着新枝的生长而变化，各节的形态素浓度也会随之调整。

2.5.2　PGSA 的动力学原理

植物在生长过程中的趋向性会受到很多因素影响，如遗传基因特性、太阳照射情况、营养成分吸收情况以及外界各种刺激等，在这些因素中，太阳的照射是促使植物进行有效生长的主要动力。太阳光能使植物产生光合作用，而光合作用能改变生长点的形态素浓度值。背对太阳光的地方，植物能够较快地进行细胞分裂，从而使这些地方形态素的浓度值变大，进而加快其生长速度，这就体现了植物会弯曲向光生长的原理。

这里所提到的生长点，就是通常所认为得能够在秆、枝或者茎上重新长出枝的地方，太阳光的照射会对这些地方的形态素浓度值的大小产生很大的影响，当有生长点的地方生长出新枝以后，各个部位的形态素浓度值会被重新分配。由于形态素对于生物细胞中的生长素的流动产生阻碍作用，而生长素又会促进植物的生长，因此，在形态素的浓度值较大时，该地方优先进行生长，在形态素的浓度值较小时，该地方在生长过程中会被淘汰。

PGSA 优化求解以植物的趋光性为启发式准则。该算法把可行区间比作植物进行生长所需要的空间，把全局最优满意解比作植物进行生长所需的太阳光，不同的形态素的浓度值是依照可行解的变化来确定，从而模拟了植物趋光性发展规律。近年来，PGSA 已经被运用到许多不同的研究领域，且有不错的研究成果。例如，王诺等把该算法应用到了集装箱码头的调度问题上，王旭坪等研究的应急物资的分配问题也运用了PGSA，还有在李彤等所做的设施选址方面的研究中，PGSA 也体现出很好的应用价值。

2.5.3　模拟植物的趋光性生长模型

以 S_0 代表某颗树的根部，E 代表该树所生长出来的树干，S_{E1}，S_{E2}，…，

S_{Eh}分别代表新树干 E 上的各生长点（共有 h 个），其中，假设这些生长点所需要的生长条件均较根部 S_0 的生长条件优越，P_{E1}，P_{E2}，$\cdots$，P_{Eh} 为这些生长点在生长过程中生成形态素的浓度值，其公式为

$$P_{Ek} = \frac{g(S_0) - g(S_{Ek})}{\sum\limits_{k=1}^{h} \left[g(S_0) - g(S_{Ek}) \right]} \quad k = 1, 2, \cdots, h \quad (2-2)$$

从式（2-2）可知 $\sum\limits_{k=1}^{h} P_{Ek} = 1$，$P_{E1}$，$P_{E2}$，$\cdots$，$P_{Eh}$ 各个数值的区间均为 $[0, 1]$。通过掷小球形式在此区间内生成随机数值，P_{E1}，P_{E2}，$\cdots$，P_{Eh} 中数值更大的，表明其被选中的概率更大。

假设选中 P_{E5}，则表明新树干 E 上的 S_{E1}，S_{E2}，$\cdots$，S_{Eh} 各生长点中，S_{E5} 具备更优越的生长条件。若以 S_{L1}，S_{L2}，$\cdots$，S_{Lv} 代表 S_{E5} 中所含有的生长点，总计 v 个，且均优于根部 S_0 的生长条件。P_{L1}，P_{L2}，$\cdots$，P_{Lv} 分别代表 v 个生长点在生长过程中生成形态素的浓度值，在此情况下，受到环境改变等因素的影响，需要对新树干 E 上的各个生长点形态素的浓度值进行新一轮划分，公式如下：

$$P_{Ek} = \frac{g(S_0) - g(S_{Ek})}{\sum\limits_{k=1}^{h} \left[g(S_0) - g(S_{Ek}) \right] + \sum\limits_{q=1}^{v} \left[g(S_0) - g(S_{Lq}) \right]} \quad (2-3)$$

$$P_{Lq} = \frac{g(S_0) - g(S_{Lq})}{\sum\limits_{k=1}^{h} \left[g(S_0) - g(S_{Ek}) \right] + \sum\limits_{q=1}^{v} \left[g(S_0) - g(S_{Lq}) \right]} \quad (2-4)$$

$k = 1, 2, \cdots, h$，同时 $q = 1, 2, \cdots, v$，这时有公式 $\sum\limits_{k=1}^{h} P_{Ek} + \sum\limits_{q=1}^{v} P_{Lq} = 1$。在所有生长点的集合中引入新生长点，重复这一操作过程，一直重复到无新枝再产生的状态后结束，最终会得出最优解。

2.6 系统动力学（SD）概述

系统动力学的创立者是美国麻省理工学院的教授 Forrester，通常情况下我们所说的 SD 就是系统动力学的英文全称 System Dynamics 的缩写。随着系统

动力学的进一步发展，由于其能够解决一些大宗复杂的系统问题，逐渐被推广应用在各个学科领域。

研究学者将系统动力学归为系统科学的一个分支，主要是因为系统动力学的研究基于系统反馈控制理论，通过计算机进行仿真，需要计算机技术作为支持，进而对仿真结果进行定性和定量的分析。系统动力学的优势在于它可以研究系统的动态性，即在一段时间内系统的变化情况。由于系统动力学的分析过程得到了如反馈控制理论、决策支持理论等基础理论以及计算机仿真技术的支持，所以运用系统动力学分析得出的结果或许对策建议的科学性更强，这也使系统动力学成为研究者研究复杂系统时的钟爱之选。

2.6.1 系统动力学（SD）原理

在应用系统动力学分析问题时，需要遵循以下基本原理。

（1）系统的结构决定行为

从系统动力学的研究角度来看，系统的内部结构并不是静态的，而且对于系统来说，反馈机制的存在增加了系统的动态复杂性，而这些情况的存在决定了系统的行为模式。当外界环境对系统进行干扰时，系统的行为模式会发生一定的变化，但归根结底，是外部环境影响了系统的内部结构，进而出现行为模式的改变。这也点明了系统动力学在构建模型时是从系统的微观结构入手的，运用反馈机制研究系统的行为变化。

（2）系统连续性与相对稳定性

系统动力学研究的领域非常广泛，涉及很多复杂的系统，如社会及经济等。在建立系统动力学模型的过程中要不停地学习，通过建立模型能够帮助人们进行决策分析，这样的工具有助于帮助组织进行转型，使其更具创造性。从系统动力学研究的对象能够看出，这些大宗、复杂的系统本身就不是间断的，具有连续性以及相对稳定性。如果在构建模型的时候再假定系统是连续稳定的，就略显重复了。

（3）强调模型结构的正确性而不是参数的精度

系统动力学仿真的结构基本上都是在分析一种变化趋势，这主要是因为系统动力学在构建模型的时候并不是从宏观出发，而是系统微观结构，用来研究系统的行为变化，进而寻求问题的最优策略。因此，在进行参数设定的时候，系统动力学模型不同于其他方法，其对参数的要求并不是非常精确，主要是系统内部结构变量之间的关系要清楚，所以模型正确即可，参数不精确不会影响到仿真结果以及趋势的变化。

2.6.2 系统动力学特点

系统动力学的功能强大，而且特点突出鲜明，凭借其能够对复杂的大宗系统作出动态的仿真分析，自问世以来一直受到学者们的青睐。系统动力学分析的前提是现存的系统，通过分析系统内部的微观结构而构建相应的模型，通过运用历史的数据进行仿真模拟可以呈现未来的发展以及变化趋势，同时可以分析得出系统的结构与行为之间的动态变化情况，进而了解系统未来的行为变化规律。通过系统动力学的分析，最终的结果并不会像其他的方法那样得出最优解，而是为使用者提供了一种能够改变或者提升系统功能的方法或者途径。最主要的特点包括以下五点。

（1）系统思考

这是系统动力学最主要的特点。通过对研究对象进行系统的思考，也就是对现存的一些大宗复杂系统进行系统思考，能够将系统方法论的基本原则及方法恰到好处地应用于研究的过程中，将系统动力学依靠系统思考这一特性表现得更充分。系统思考这一基本的思维方式要求研究者在运用系统动力学进行研究时要从整体出发，要纵观整个系统的发展。同时，系统思考的方式使系统动力学在解决问题的时候更加灵活，可以通过问题的表面现象对系统的内部以及本质作出分析研究。

（2）从系统的微观结构入手

上文中我们已经介绍过，系统动力学在构建模型以及研究问题时，是从系统的内部微观结构出发的，在研究系统的内部微观结构以及反馈机制的同时，会了解清楚系统的行为模式以及主要特性。虽然系统的行为模式以及主要特性会受到外界环境的干扰，但是外界环境的影响程度远远小于系统的微观结构以及反馈机制的决定程度。所以，系统动力学在分析问题或者构建模型的时候都是从系统的微观结构入手的。

（3）注重从因果机制出发

在运用系统动力学进行系统研究或者构建系统动力学的模型时发现，因果关系的确定直接影响到后续仿真结果以及分析结果是否合理。通过分析各个变量之间的因果关系，能够更加清晰地描述因果回路关系，进而清楚地搭建出因果回路的反馈环，找出影响变量的前因和后果，分析优化系统的捷径和方法。

（4）延迟特性

因为实际的系统运作过程中存在延迟现象，所以系统动力学引入的延迟包括两个方面——物质的延迟和信息的延迟，与现实系统的延迟现象相吻合。由于现实中的系统处于一种动态的环境，如果处于静态的环境，大多数的延迟研究没有意义，并且延迟造成的影响同样微乎其微，但就是因为环境是动态的，延迟使得系统的运作更为复杂，所以考虑延迟的系统动力学不但与实际系统的情况相吻合，而且使得处理的系统更加复杂。

（5）实际系统的实验室

系统动力学的分析结果并不是得到最优解，而是为优化系统提出捷径和机会，这同样使得系统动力学成为实际系统的实验室，也就是说可以通过仿真模拟实际系统的运作情况得出系统未来的发展情况以及相应问题的对策建议，为系统的实际发展作出预测，及时对系统的行为进行修正。

2.7　本章小结

在医疗康养资源配置的过程中，主要涉及优化、动态配置、博弈等内容，为此，本章分别介绍了排队理论、前景理论、博弈理论、模拟植物生长算法、系统动力学等，为后续章节的研究提供理论支撑。

3

门诊科室调配优化问题研究

3.1 就诊流程及门诊科室的调配现状与分析

3.1.1 患者就诊流程各环节的现状

随着互联网的发展和技术的进步，医疗行业竞争越发激烈，各大医院也面临着巨大的挑战和机遇。医院如何更好地提供服务，减少就诊的烦琐环节，提高资源利用率和服务效率，降低患者不满意度，同时又可以把运营成本控制在较低的范围之内是各大医院所面临的重要课题。通过调查研究发现，医院门诊是非常重要的服务单位，传统的门诊管理模式已经不适应新的就诊现状，本书通过对哈尔滨市儿童医院和哈尔滨医科大学附属第四医院两所三甲医院的就诊现状进行调研，分析存在的问题。

（1）流程现状

通过对哈尔滨医科大学附属第四医院就诊流程的现场调查以及对医护管理人员的访谈（调查发现其他大型医院与此类似），总结出现在各大医院患者就诊的流程普遍按照如下形式运行。

①患者到达医院时，如果没有在网上进行预约，就需先到大厅的导诊台，由相关的医护人员提供咨询。要求患者填写自身病情的主要信息，方便医护人员掌握基本情况，医护人员会据此提供合适的门诊科室类型，并提供挂号卡，方便挂号服务系统的服务人员进行挂号操作，然后要求患者到挂号服务窗口排队进行挂号。需要注意的是，普通诊号当天没有数量的限制，但诊号只在当天有效，逾期作废。专家号同样也只限定在当天使用，并且还有数量的限制。如果患者已在网上预约挂号，可直接进行下一步。

②患者拿着挂号条到相应的门诊科室排队就诊，由医护服务人员或者叫号系统叫号，患者按照排队顺序依次接受服务。

③患者进入相应科室接受诊断时，结果通常分为两种情形。一种是患者病情较轻，医生会直接开药或者给出相应的治疗建议，不需要再进行其他的检查（如 X 光检查、验血等）。患者只需要进行缴费后再去药房拿药就可以直

接离开，不需要回诊。另一种是患者病情比较复杂，不能简单处理，这时就需要去做相关的检查，医生会开具相应的检查申请。

④需要做检查的患者携带检查申请，到缴费处排队缴费，然后拿着缴费收据到相应的检查科室排队接受检查，等到检查结束后，患者需要把检查结果拿回到先前接受服务的门诊科室，进行回诊。

⑤患者将检查报告反馈给初次诊断科室，然后医生依据报告情况作出判断，提出治疗方案。

⑥病人拿好医生给出的治疗方案，需用药或住院的去缴费处排队缴费后，再去药房拿药离开或者入院诊治。

主要就诊流程如图 3 - 1 所示。

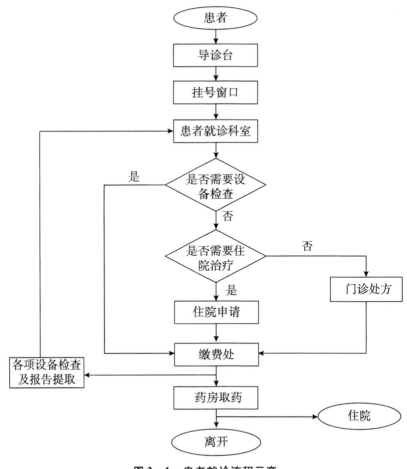

图 3 - 1 患者就诊流程示意

（2）流程中存在的问题分析

通过对哈尔滨医科大学附属第四医院的调查，总结出在整个就诊流程中的问题。

①大多数患者需要多次排队，排队做设备检查、排队缴费、排队取药等，有的患者在缴费窗口就需要多次排队，这就在很大程度上增加了患者排队的等待时间，使整个医院服务系统的运行效率下降。

②各医院之间信息共享标准不确定。各个医院都有自己的检查设备和所需要的检查数据，特别是对于小型医院的检查报告，大型三甲医院不予承认。患者到达医院时要重新进行一些检查项目。这在一定程度上增加了患者的经济负担。实际上，即使各大医院在检查项目上有不同的参考指标，但是一些常规的检查项目在报告上的信息是可以共享的。这种共享可以减轻病人家庭的一些医疗费用负担。

③在就诊流程上过于复杂，环节较多，再加上个别医护人员服务不到位，可能会导致患者排队时出现问题。

④在整个就诊环节中，通过调查发现，排队等待时间最长的就是挂号后等待就诊的过程。特别是大型医院，到大型医院就诊的患者在近几年呈现指数增长的趋势，使得患者的等待时间过长，再加上患者在身心上的痛苦，极有可能导致医患矛盾产生。

虽然整个就诊流程需要优化，但需要首先解决的问题就是医生门诊科室前排队等待时间过长的问题。只有将这个问题解决好，才能对整个就诊流程的合理优化起到关键性的推动作用。这就是本书的研究重点及关键意义所在。通过对门诊科室的调配，来增加医生这一资源的利用率，从而使患者等待的时间尽量减少，改善患者的满意度情况，减少医院经营管理成本。

3.1.2 医院门诊科室的问题概述

医院门诊科室是分布范围最广、患者出现的频率最高的地方，是整个医院的核心部门。在这里既可进行患者诊断、治疗等工作，同时又是开展相关教育和科研、用以提升医院整体科技水平和从业人员业务素养的重要平台。

因此，这一部门在能否有效地减少患者等待时间，最大限度地满足患者需求，提高患者满意度等方面具有重要意义，这也是整个就诊流程优化的核心环节。通过医院门诊科室的调度来解决此环节严重的排队现象是有现实意义和实际价值的。通过分析，医院门诊科室的特点体现在以下几个方面。

（1）患者多且集中

门诊科室前患者的排队现象是最严重的，尤其是一些交通便利且医疗设备先进的大型医院。据统计，普通的省级综合性的医院平均每天会有 2000 人的流动量。

（2）突发情况多

候诊患者数量大，病情复杂，致使医护人员难以确保提供有效诊断和看护。例如，在传染病高发期、火灾、交通事故等都会使门诊患者数量猛增。同时，患者病情越严重，对医生和护理服务人员技术能力以及处理紧急情况的能力的要求就会越高。为应对突发状况，医院需具备应急预案，以便投入抢救和协调不同科室工作人员。

（3）医生会不定时变化

通过调查，医院会根据实际需要对医护人员进行一定调整，这就可能出现患者复诊时的医生与初诊时不一样的情况，会对患者的诊断造成影响，甚至出现误诊、漏诊现象，影响医疗质量。

（4）诊疗时间短

如果门诊科室的调配不合理，也会造成患者拥堵，每个医生每天接待大量的患者。在这种情况下，医生会不自觉地加快诊治时间，诊断质量下降，导致误诊率上升。门诊科室的合理调配能够从根本上解决这一问题。

3.1.3 门诊科室的调配现状

（1）门诊科室开放情况的实例

以哈尔滨医科大学附属第四医院的调查结果为例，调查时间为上班日（周二），调查对象的科室类别为内科。当天门诊科室的开放情况：普通诊 4 个，专家诊 2 个，普通急诊 2 个。每个科室都有一定数量的患者正在排队等待就诊，专家诊的排队情况尤为突出。由于生活水平的提高，人们越来越重视健康问题，然而更多的人倾向于选择经验丰富、诊治水平高超的医生，从而使专家诊的挂号数量越来越多。而这家医院的专家诊是有数量限制的，当每个专家诊的挂号数量达到一定值时，后来的患者将不能再挂专家诊号。通过蹲点观察记录，整理出部分患者的等待时间如表 3 – 1 所示。

表 3 – 1　　　　　　　　　部分患者等待时间情况

普通诊等待时长		专家诊等待时长		普通急诊等待时长	
1	0：06：15	1	0：05：12	1	0：06：46
2	0：11：20	2	0：13：56	2	0：09：52
3	0：13：31	3	0：17：28	3	0：15：16
4	0：18：44	4	0：25：37	4	0：16：20
5	0：28：36	5	0：36：09	5	0：23：21
6	0：35：01	6	0：47：30	6	0：26：43
7	0：37：52	7	0：54：14	7	0：31：59
8	0：46：13	8	1：01：43	8	0：37：42
9	0：53：29	9	1：11：51	9	0：43：50
10	1：03：27	10	1：23：04	10	0：44：21
11	1：08：32	11	1：31：35	11	0：50：04
12	1：17：20	12	1：45：33	12	0：53：58

由表 3 – 1 可以看出，患者总体等待时间都比较长，专家诊患者的总体等待时间要普遍大于普通诊患者的总体等待时间，而普通急诊的等待时间相对较短。这表明该医院当天的门诊科室调配不合理，资源利用效率低，容易造成患者的等待时间长、满意度低的问题。所以在保证医院较低运营成本的前提下，分析出专家诊开放的数量偏少，医院应适当增加本时间段内科专家诊的开放数量，减少普通急诊的开放数量。

（2）门诊科室调配现状的分析

门诊科室调配不合理的情况不仅存在于上述一家医院，许多大型医院都存在类似的问题。目前的许多研究中，大多为大型检查设备的调度，病房的合理安排以及医护人员的排班优化，对于门诊科室调配优化的研究相对较少。

但对门诊科室的调配优化的研究又是非常有必要的，主要原因有以下几点。

①门诊科室的排队现象相比于其他就诊环节的排队现象表现得更加严重。如果这一环节的排队问题得不到解决，那么整个就诊流程的优化也很难得出令人满意的结果。

②医生资源是医院的核心资源，若门诊科室调配不合理，会导致资源的浪费，增大医院的运营成本。

③在候诊期间，由于患者并不十分了解自身病情和症状，增加了其心理负担，若此环节的非医疗等候时间占比过大，会使患者的满意度大大降低，最终加剧医生与患者间的矛盾。

所以，研究通过一定的方法对门诊科室进行调配优化具有一定的价值和意义。

3.2　患者首次排队的门诊科室调配优化模型建立与分析

本节研究的基础模型是在不考虑患者回诊（即患者当天做完各项检查后又回到初次检查的门诊科室）的情况下，患者首次排队时的科室调配优化。

3.2.1　基于患者满意程度的队列分析

3.2.1.1　医院挂号系统中的挂号类型分析

医院里的挂号一般可以分三类：普通诊、专家诊及普通急诊（这里不考虑特殊的重大急诊患者）。一般情况下普通急诊号的数量比前两者要少很多，且费用比前两者高。普通诊和专家诊的主要不同是相比普通诊，专家诊的坐诊医生阅历丰富，诊断水平相对较高，所以诊断费也较高。根据经验，若病情不太严重，患者一般选择普通诊；若病情需要更全面的检查，患者一般选择专家诊；若是病情比较紧急，患者会选择普通急诊。患者可以根据自己的病情和实际需求进行选择。对于以上三种不同挂号种类下的医生门诊科室的需求，本节结合实际情况，对门诊科室进行调度，将患者的挂号情况进行如下分类。

①A：普通诊，适合病情较轻的患者。

②B：专家诊，适合病情较重且需要全面、彻底检查的患者。

③C：普通急诊，适合病情紧急的患者。

本节的核心点在于，根据患者的不同需求对每种挂号类型下的医生门诊科室进行精细配置，即每类诊号安排多少名医生坐诊才能使患者等待时间最短，提升患者的满意度，同时又使医院的运营成本最低。

3.2.1.2 患者行为分析

现实生活里，在不同因素影响下，患者在排队时能承受的等候时间有所不同。第一，性格的影响。当患者的性格比较急躁时，其能承受的等待时间短；当患者的性格比较温和时，他能承受的等待时间相对较长。第二，病情的影响。一般情况下，患者所能承受的最长等待时间与其病情的轻重成反比。但这也不是绝对适合所有的患者。患者所能承受的等待时间的长短也因人而异，若超过其预期则会产生负面情绪。鉴于此，可将患者的满意程度划分为三种：满意（满意度为1）、不满意、非常不满意（满意度为0）。在对哈尔滨医科大学附属第四医院进行调查过程中，主要通过访问医院工作人员、给抵达医院的患者分发调查问卷等形式进行数据采集，然后对收集的信息进行统计整理，绘制出在同一满意程度下患者的等待时间分布图，如图3-2至图3-4所示。

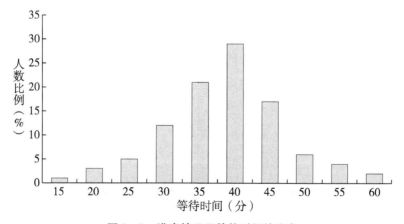

图3-2 满意情况下等待时间的分布

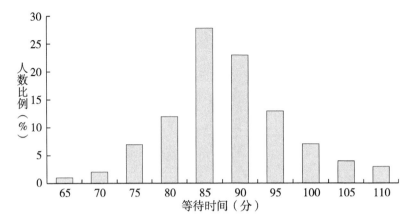

图 3 - 3　不满意情况下等待时间的分布

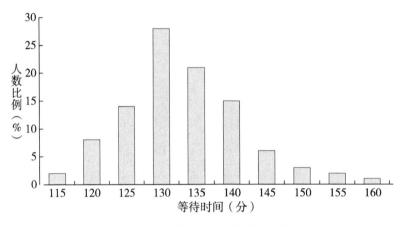

图 3 - 4　非常不满意情况下等待时间的分布

　　关于患者满意程度，本书需要指出以下两点。

　　①由于医院是特殊型服务机构，跟餐饮、银行的服务系统有所不同，其流程更加复杂。患者在门诊科室完成第一次诊断后，很有可能是去缴费处、设备检查处等排队系统再次排队等候，之后可能离开，也可能再回到首次的排队系统。本书研究中患者满意程度只限于患者首次在门诊科室前排队等候就诊的情况下产生负面情绪的时间分布。

　　②在患者的整个就诊流程中有可能要经过多次排队等待，经过多个岗位的服务人员，所以除了在门诊科室前的排队等待时间的长短，在其他部门（如 CT 检查科室、缴费处等）的排队时间长短以及医院所提供的服务质量优

劣等对患者的满意程度也会有影响。本节强调不同的挂号类型门诊科室的数量匹配，忽略其他要素，只考虑首次选择的门诊排队等待时间长短对患者满意程度的影响。

3.2.1.3 医生行为分析

如果医院里门诊科室的配置不合理，不但会增加患者的等待时间，也会影响医生的工作效率和准确率。若开设较多的门诊科室，虽然能在很大程度上缩短患者的等待时间，但会增加运营成本，同时造成医生资源的浪费；若是以降低成本为主，减少门诊科室的开放，就会造成患者的排队现象严重，同时也意味着医生的工作量增大，可能会导致医生疲劳看诊，没有休息的时间，误诊率升高，同样会影响患者的满意度，严重时，可能会导致医患关系的紧张。

3.2.2 建立患者不满意隶属度函数

以价值函数为基础，建立患者的不满意隶属度函数。这里的不满意主要是对等待时间感知的反应。在本节中，参照点 W_0 选取的是患者预期的等待时间值，因为给患者满意度水平造成影响的是预期等待时间与实际等待时间的差值，并非实际等待的真实值。由于"时间"的独特性，在时间价值函数图中，其收益和亏损的方向与原价值函数图是相反的，实际等待时间的值小于预期等待时间值（W_0）时，表示收益，反之表示亏损，如图 3-5 所示。

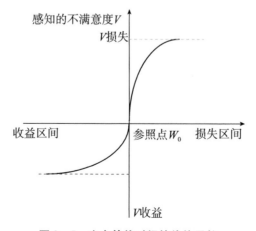

图 3-5 患者等待时间的价值函数

患者对已等待的时间与预期等待的时间相差程度的感知是用价值函数衡量的, 因此第 j 个患者的等待时间的价值函数如下:

$$V_j(x) = \begin{cases} x^{\alpha^*}, & x \geq 0 \\ -\lambda^* (-x)^{\beta^*}, & x < 0 \end{cases} \quad j = 1, 2, \cdots, m \quad (3-1)$$

其中, j 表示第 j 个患者。

（1）设置患者的满意程度等级集合

设置患者的满意程度的等级集合 $U = (U_1, U_2, U_3) = [0, U(t_j), 1]$, 也就是患者的不满意隶属度。其中 U_1 表示满意, U_2 表示不满意, U_3 表示非常不满意。第 j 个患者离开门诊科室服务系统的实际所需等待时间记作 t_j; 第 j 个患者在门诊科室服务系统的预期等待时间记作 e_j; 两者的差值记作 M_j, 则 $M_j = t_j - e_j$。当 $t_j > e_j$ 时, 代表损失, 反之代表收益。

（2）确定各个满意程度下的临界值 I_j

研究发现, 三种满意程度下的临界值受患者的期望等待时间 e_j、风险态度 β^* 和受到损失后的厌恶系数 λ^* 等因素影响, 呈现一定规律性。通过文献查阅及研究发现, 各参数与临界值 I_j 之间的关系为 $I_j = e_j + (1/\lambda^*)^{1/\beta^*}$, 当 $t_j \geq I_j$, 则 $U(t_j) = 1$, 表示患者非常不满意; 当 $t_j \leq e_j$, 则 $U(t_j) = 0$, 表示患者满意; 当 $e_j < t_j < I_j$, 由公式（3-1）得

$$U(t_j) = -V(-t_j + e_j) = -\{-\lambda^* [-(-t_j + e_j)]^{\beta^*}\} = \lambda^* (t_j - e_j)^{\beta^*}$$

$$(3-2)$$

本节采用的参数值更合乎我国现实情况: $\alpha^* = 1.21$, $\beta^* = 1.02$, $\lambda^* = 2.25$。

（3）构建患者 j 不满意隶属度函数 $U(t_j)$

由前两步总结得出患者 j 的不满意隶属度函数, 如式（3-3）所示, 其函数图像见图 3-6。

$$U(t_j) = \begin{cases} 0, & t_j \leq e_j \\ \lambda^* (t_j - e_j)^{\beta^*}, & e_j < t_j < I_j \\ 1, & t_j \geq I_j \end{cases} \quad j = 1, 2, \cdots, m \quad (3-3)$$

根据上文提到的已知公式, 临界值 I_j 和患者预期等待时间 e_j 的关系可以

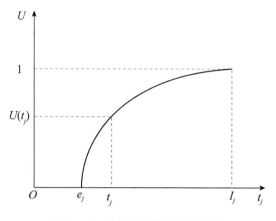

图 3 - 6   患者不满意隶属度函数

通过推导得出：$\lambda^*(I_j - e_j)^{\beta^*} = 1$。因为此公式进行推导的定义域为 $e_j < t_j < I_j$，其中 λ^* 的取值为 2.25，所以 $\lambda^*(t_j - e_j)^{\beta^*}$ 的取值区间为（0，1），从而验证了上述模型的正确性。

3.2.3   问题描述及建模

通过文献查阅及实地调研可知，患者的等待时间过长是造成医院人满为患现象的重要原因，也是影响患者的满意水平的主要原因之一，有许多学者也做了相关的研究。Van Essen 等认为紧急手术等待时间长的问题是急需解决的重要问题，必须被最大限度地缩短；Van Brummelen 等通过对血液采集部门患者等待时间的数据进行统计分析，发现等待时间是影响患者满意程度的重要因素。

若医院里门诊科室的数量设置较多，则能很好地减少患者的排队等待时间，从患者的角度考虑是有益的，但从医院方面考虑会导致其经营管理成本增加。因此，优化门诊科室数量的配置具有重要的意义。

如图 3 - 7 所示，本节研究的最终目标是最小化患者在排队系统中的等待时间成本与医院开放一定数量的门诊科室的服务成本之和，并据此设置最优门诊科室数量。

医院管理者为提高患者的满意水平、降低服务成本，需要根据患者人数

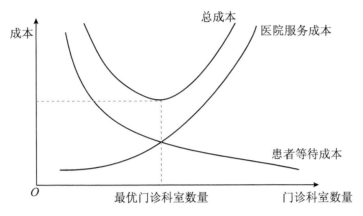

图 3-7 门诊科室的数量与成本的关系

和其所需要的挂号类型设置每类门诊科室的数量。作为服务型行业，医院应首先追求患者满意度最大化，故可将降低患者的不满意度至最小设置为首要目标，控制医院服务成本至最小为次要目标，建立双目标调配优化模型。考虑到相互之间存在共同点，通过建立三元组 $\gamma_1/\gamma_2/\gamma_3$ 模拟调度模型。γ_1 为资源环境阐述、γ_2 为约束条件分析、γ_3 为调度优化目标。

3.2.3.1 三元组描述

（1）资源环境阐述（γ_1 域）

患者在选择挂号时，可以根据自己的病情和需求选择不同的挂号类型，每类挂号下的服务水平是不同的（正常情况下专家诊的医生拥有较高的资历和经验）。本节要解决的核心问题是门诊科室的优化调度，用 n 来表示门诊科室的总数，m 表示前来就诊的患者总数，其中 a 个医生坐诊普通诊，b 个医生坐诊专家诊，c 个医生坐诊普通急诊。患者可按照自身的情况选择适合自己的挂号类型，进入排队系统，如图 3-8 所示。

其中，A、B、C 分别代表普通诊、专家诊、普通急诊三种挂号类型。

（2）约束条件分析（γ_2 域）

第 j 个患者根据自己的实际情况选择合适的挂号类型（普通诊、专家诊、普通急诊中的一种）进入门诊科室接受服务，所以具有挂号类型使用限制，用 N_j 表示；在患者选定挂号类型进入排队系统后，约束条件设置为医生需先完成对上一位患者的诊断，才能向后续患者提供服务。患者候诊的每一列队

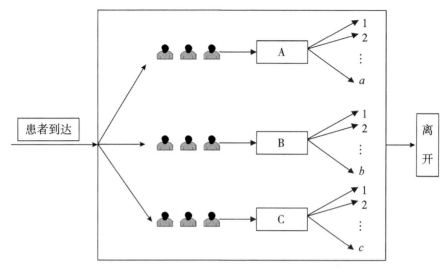

图 3 - 8　患者就诊示意

伍都遵循 FCFS 原则[①]。

（3）调度优化目标（γ_3 域）

医院作为服务型营利机构，从医院的角度当然是尽可能地降低运营成本，但这不是一个主要的目标，医院的运营效益受其所提供的服务质量的直接影响，若就诊患者对医院就诊的等待时间产生负面意见，会造成患者外流，所以为患者提供最佳的服务是医院的主要选择。前文介绍这种服务质量受多种因素的影响，但是本节着重点是患者首次进入系统的等待时间，排除其他因素的干扰。因此设置第一目标函数为最小化患者不满意度 $Z = \min \sum_{}^{m} U(t_j)/m$，第二目标函数为最小化门诊科室的数量 $Y = \min \sum_{}^{n} (A_i + B_i + C_i)$，其中 $\sum_{}^{n} A_i$，$\sum_{}^{n} B_i$，$\sum_{}^{n} C_i$ 分别表示每种挂号类型下所开放的门诊科室的数量。

3. 2. 3. 2　参数设计及基本假设

门诊科室的总体数量记为 n；任何一个门诊科室记为 i，$i \in [1, n]$；患者的总体数量记为 m；任何一个初诊患者记为 j，$j \in [1, m]$；单位时间内抵

---

① 先抵达先服务原则。

达医院门诊科室的患者总数记为 η，也就是患者到达率；单位时间内医生做出诊断处理的患者总数记为 μ，也就是医生的服务率；医生为第 j 个患者提供诊断服务时所需要的时间记为 p_j；从医生完成对第 j 个患者的服务到下一个患者接受服务之前的这段时间记为 r_j；第 j 个患者的预期等待时间记为 e_j；第 j 个患者的实际等待时间记为 t_j；预期等待的时间与实际等待的时间的差值记为 M_j，以下是所涉及的决策变量情况：

$$x_j = \begin{cases} 1, & \text{第 } j \text{ 个患者正在接受服务} \\ 0, & \text{其他情况（如辅助设备检查）} \end{cases}$$

$$D_j = \begin{cases} 1, & \text{患者在 A 通道接受服务} \\ 2, & \text{患者在 B 通道接受服务} \\ 3, & \text{患者在 C 通道接受服务} \end{cases}$$

根据研究的需要，作出如下假设。

假设 1 每位患者只选择一个门诊科室来满足服务的需求，并能按照自身病情合理选择。

假设 2 不考虑患者回诊的情况。

假设 3 类型相同的患者排队规则符合 FCFS 原则，不可随意变动排队队列。

假设 4 当等待的时间值超出规定的区间后，患者自动离开排队系统。

3.2.3.3 模型设计

综上所述，该研究问题其实是在有约束条件情况下的多目标（即双目标）调配优化问题：

$$\left[Q_m/prec, N_j/\min \sum_{j=1}^{m} U(t_j)/m(opt), \min \sum_{i=1}^{n} (A_i + B_i + C_i) \right] \quad (3-4)$$

相应的数学模型为

$$Z = \min \sum_{j=1}^{m} U(t_j)/m \quad (3-5)$$

$$Y = \min \sum_{i=1}^{n} (A_i + B_i + C_i) \quad (3-6)$$

S. t. $$M_j = \max(t_j - e_j, 0) \quad (3-7)$$

$$U(t_j) = \begin{cases} 0, & t_j \leqslant e_j \\ \lambda^* \ (t_j - e_j)^{\beta^*}, & e_j < t_j < I_j \quad j = 1,2,\cdots,m \\ 1, & t_j \geqslant I_j \end{cases} \quad (3-8)$$

$$\begin{cases} t_j \geqslant p_{j-1} + r_{j-1} & x_{j-1} = 1 \\ t_j \geqslant p_{j-2} + r_{j-2} & x_{j-1} = 0, x_{j-2} = 1 \\ \qquad \vdots \\ t_j \geqslant p_{j-\omega} + r_{j-\omega} & x_{j-1} = x_{j-2} = \cdots = x_{j-\omega+1} = 0, x_{j-\omega} = 1 \end{cases} \quad (3-9)$$

$$a_{ij} = D_j x_j, b_{ij} = \frac{1}{2} D_j x_j, c_{ij} = \frac{1}{3} D_j x_j \quad (3-10)$$

$$\sum_{i=1}^{n} (A_i + B_i + C_i) \leqslant n \quad (3-11)$$

$$A_i = \begin{cases} 1, & \sum_{j=1}^{m} a_{ij} \neq 0 \\ 0, & \sum_{j=1}^{m} a_{ij} = 0 \end{cases} \quad B_i = \begin{cases} 1, & \sum_{j=1}^{m} b_{ij} \neq 0 \\ 0, & \sum_{j=1}^{m} b_{ij} = 0 \end{cases} \quad C_i = \begin{cases} 1, & \sum_{j=1}^{m} c_{ij} \neq 0 \\ 0, & \sum_{j=1}^{m} c_{ij} = 0 \end{cases}$$

$$(3-12)$$

$$x_j = \{0,1\}, D_{ij} \in \{0,1,2,3\} \quad (3-13)$$

式（3-5）表示主要目标函数，式（3-6）表示次要目标函数，式（3-7）至式（3-14）代表约束条件。式（3-7）代表第 j 个患者的实际比期望延迟的时间；式（3-8）衡量第 j 个患者的不满意度函数；式（3-9）确保第 j 个患者实际等待时间（即 t_j）的科学性；式（3-10）代表在患者接受诊断时所处的门诊科室类型（普通诊、专家诊和普通急诊）；式（3-11）保证医院的门诊科室的总体数量要大于或等于设置开放的门诊科室数量；式（3-12）代表门诊科室的开放状态（即开放或者不开放）；式（3-13）限制决策变量的区间。

3.2.4　算法设计及仿真

基于患者满意度的门诊科室数量调配优化问题属于多个目标的组合优化

问题，这些目标的组合数量与就诊患者数量的关系是次幂关系，因此无法使用便利搜索形式，本书对所研究问题的最优解进行求解时主要运用了 PGSA 进行算法设计。

3.2.4.1 编码设计

首先对患者进行编号，按照实数方式进行，一个数组表示一种就诊方案，数组的长度为 $m+n-1$，将 $-1 \sim -(n-1)$ 当作划分不同诊室的标识符。根据编号所在位置可确定患者的就诊情况，10 号患者是在 3 号诊室就诊。

3.2.4.2 算法执行步骤

①按照所设计的编码方式随机产生初始可行解 x_0 并计算 $f(x_0)$，令 $x_{min} = x_0$，$f_{min}(x_{min}) = f(x_0)$。

②为提高搜索效率，以树根 x_0 为基础，两点之间随机交换以生成新的生长点，个数为 200 个。首个交换点的位置是计算机产生的任意随机数，然后以增多 4 个数位的方法得出下一交换点，若该交换点取值不在可行范围内，那么剩下的位数需要重新从首步开始产生，所有的个体就被看成闭环。按照这种方法，如果产生相同的数值，就可对该数值的位数做进一步调整以删除不正确个体。生长点是否在可行区间内，需要通过约束条件来检验。

③计算可行生长点部位的目标函数值，并同 f_{min} 做对比，若可行生长点的目标函数值比 f_{min} 小，则更新 x_{min}，$f_{min}(x_{min})$。

④计算出可行生长点的形态素数值。

⑤运用计算机产生 [0，1] 的随机数，接下来生长点的选择需按掷小球的方式进行。

⑥重复②~⑤，至没有再生成新的生长点或者达到规定的迭代次数后结束。

3.2.4.3 仿真实例

以哈尔滨医科大学附属第四医院为例，对就诊时段（上午 8：00—10：00）医院的内科诊室坐诊医生进行优化调度。该医院内科诊室共有 10 个，其中普通诊诊室为 4 个，专家诊诊室为 3 个，普通急诊诊室为 3 个。普通诊的医生平均为每位患者看病的时间大约为 10 分钟，即服务率为 6 人/小时；专家诊的医生给患者看病所需要的平均时间大约为 20 分钟，即服务率为 3 人/小时；普通急诊的医生平均为每位患者看病的时间大约为 8 分钟，即服务率为 7.5 人/小时。在该时段内共计有 112 个患者接受了诊治，患者抵达率符合 $\eta=0.02$ 人/秒的泊松分布。通过 MATLAB 仿真软件解决门诊科室调配优化问题，将其迭代次数定为 89 次，在 Windows 8、内存为 4G、主频 2.30 GHz 的平台下运行 5 次，其平均运行时间为 68 秒。在状态稳定时，普通诊诊室数量为 3 个，专家诊诊室数量为 3 个，普通急诊诊室数量为 1 个，不满意度值为 0.08。在不满意度值较低的情况下，大大减少了门诊科室的开放数量，降低医院的运营成本。优化结果如表 3-2 所示。

表 3-2　　　优化结果

类别	普通诊诊室				专家诊诊室			普通急诊诊室		
编号	1 号	2 号	3 号	4 号	1 号	2 号	3 号	1 号	2 号	3 号
状态	1	1	1	0	1	1	1	1	0	0
诊治患者数量（个）	21	21	20	0	12	12	13	13	0	0

表 3-2 中数字 0 和 1 表示门诊科室开放情况，1 表示门诊科室开放，0 表示门诊科室未开放。

为了解 PGSA 的运行情况，将其运行结果与遗传算法（GA）运行结果做对比。把 GA 的种群规模设定为 200，其交叉率设定为 0.85，同时把变异概率和迭代次数分别设定为 0.05 次和 89 次。在同一条件下将 PGSA 与 GA 分别运算 5 次，其结果见图 3-9。在图中横坐标显示的内容是迭代次数，纵坐标显示的内容是患者的不满意度（即对等待时间的不满意度）情况。图 3-9 显示，两种算法下患者的不满意度都在不断降低，同 GA 相比，PGSA 的稳定效率更高且运行效果更好。

PGSA 与 GA 的优化结果对比分析如表 3-3 所示。

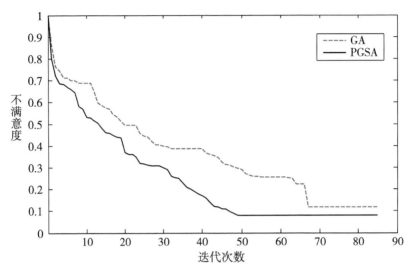

图 3 - 9　最优解收敛

表 3 - 3　　　　　　　　　　　PGSA 与 GA 的优化结果对比分析

算法	普通诊诊室 数量（个）	专家诊 数量（个）	普通急诊诊室 数量（个）	不满意度	CPU 运行时间 （秒）
GA	3	2	2	0.12	75
PGSA	3	3	1	0.08	68

优化仿真结果表明应根据就诊患者的数量对门诊科室的数量进行合理配置。如前文所示，门诊科室的开放数量经过合理配置后由 10 个（普通诊诊室数量为 4 个，专家诊诊室数量为 3 个，普通急诊诊室数量为 3 个）变为 7 个（普通诊诊室数量为 3 个，专家诊诊室数量为 3 个，普通急诊诊室数量为 1个），降低了医院的运营成本，同时又能保证较低的患者不满意度值。因此，在门诊诊治过程中合理设置门诊科室的数量是一项非常有意义的举措。

3.3　考虑患者回诊情况的门诊科室调配优化模型建立与分析

在 3.2 的研究中没有考虑患者回诊情况，是基础的调度优化研究。现在前文研究的基础上，考虑患者的回诊因素，设置动态优先级排队规则，对医生门诊科室调度进行优化。

通过对哈尔滨医科大学附属第四医院内科诊室的数据进行统计，得到该诊室患者的就诊时间情况，如表 3 - 4 所示。

表 3 - 4   哈尔滨医科大学附属第四医院内科诊室患者的就诊时间情况

患者编号	到达时间	服务时间	初诊结束时间	等待时间（min）	是否回诊	回诊时间	离开时间
1	8：11：22	8：21：44	8：31：21	0：10：22	是	8：47：12	9：01：22
2	8：18：10	8：29：21	8：36：23	0：11：11	是	9：26：24	9：37：13
3	8：19：51	8：36：56	8：48：12	0：17：05	是	9：38：48	9：53：20
4	8：20：33	9：01：43	9：09：07	0：41：10	否	—	—
5	8：21：55	9：10：30	9：17：45	0：48：05	是	10：23：56	10：29：46
6	8：22：13	9：18：23	9：28：06	0：56：10	是	10：32：01	10：39：54
7	8：25：09	9：54：51	10：02：22	1：29：42	是	10：57：27	11：05：44
8	8：30：21	10：03：22	10：09：34	1：33：01	是	11：22：03	11：27：01
9	8：36：11	10：10：21	10：16：44	1：34：10	是	11：25：47	11：34：36
10	8：50：05	10：17：08	10：23：38	1：27：03	是	13：30：00	13：37：25

由表 3 - 4 可以看出，大多数患者在门诊科室进行完初次诊断后都会进行回诊，因此在研究门诊科室数量的调配优化时加入回诊因素是非常必要的。

3.3.1   基于排队理论中的动态优先级规则

在考虑回诊的情况下设计合理的动态排队规则，不仅能够满足回诊患者的需求，也能够降低初诊患者等待时间，使得患者的总体满意度达到一个比较好的状态，同时减少医院运营成本。

我们就可能对患者就诊的排队顺序产生影响的因素做了相关调研，得出三个主要的影响因素：患者的已排队时间、患者所属的就诊类型（即初诊患者或者回诊患者）及患者在排队队伍中占有的位置。根据这些影响因素设置更科学的动态优先级规则，得出更合理的排队顺序。在同一个门诊科室就诊的患者组成的是单队列，当多个门诊科室同时开放时就形成了多队列的排队模型。单队列动态优先级情况下的排队模型如图 3 - 10 所示。

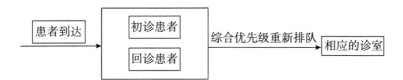

图 3 - 10   单队列动态优先级情况下的排队模型

3.3.1.1   动态优先级排队规则设定

动态优先级排队规则对于回诊患者采用有限度优先的就诊方式，其队列原则是患者接受门诊服务的顺序由患者的已排队时间、患者所属的就诊类型和患者在排队队伍中占有的位置三个因素同时影响。由于在本研究中仅限于分析初诊患者和回诊患者两种类型，因此综合实践中的具体情况，将类型为"回诊"的患者优先程度设置为大于类型为"初诊"的患者优先程度，即回诊＞初诊；当患者的类型相同时，则遵照 FCFS 原则。综上，针对患者在医院的就诊构建的动态优先级模型为

$$f_j = \beta_1 s_j + \beta_2 l_j + \beta_3 h_j \qquad (3-14)$$

其中，j 为到医院就诊的第 j 个患者；f_j 代表到医院就诊的第 j 个患者的优先级，通过各类对其所造成影响的因素和各个因素的权重确定；β_1 为该患者"已排队时间"影响因素的权重，s_j 为患者已经耗费的等待时间，s_j 越大，表明该患者已等待的时间越长，故其接下来接受诊断的优先度越高。β_2 为"患者的类型"影响因素的权重，l_j 为该患者所属的类型。β_3 为"患者在排队队伍中占有的位置"影响因素的权重，h_j 为该患者此刻在排列队伍中的具体位置。

$$\beta_1 + \beta_2 + \beta_3 = 1,\ \beta_1,\ \beta_2,\ \beta_3 \in (0,\ 1) \qquad (3-15)$$

当各个影响因素权重得到确定后就可求出 f_j，从而确定最优的排队序列模型。

3.3.1.2   权重参数的确定

权重的赋予值对动态优先级模型十分关键，其大小将直接影响患者对医院的满意度以及 f_j 的取值情况。

本书对各个影响因素权重的取值分两类情况做如下分析。

（1）回诊患者绝对优先

这时有 $\beta_2 = 1$，$\beta_1 = \beta_3 = 0$。在这种情况下，回诊患者在进行完其他检查后，回到接受服务的第一个诊室，直接插队，排在所有初诊患者的前面。虽然保证了回诊患者的利益最大化，但却极大地增加了初诊患者的等待时间，造成初诊患者满意度降低，从而影响总体满意度。这类排队方式在许多医院都存在，如前面调研的哈尔滨医科大学附属第四医院就是这样。

（2）回诊患者有限度优先

在这种情况下，各个影响因素所占有的权重就需要重新进行确定，通常有两种方法可以利用，经验值法和层次分析法（AHP）。对于各个影响因素的权重，利用 AHP 来衡量。

①建立影响因素的集合。对患者排队顺序产生影响的因素集合包含 3 个影响因子：已等待时间、患者的就诊类型以及患者在排队队列中所占的位置。即 $\boldsymbol{\delta} = \{\boldsymbol{\delta}_1, \boldsymbol{\delta}_2, \boldsymbol{\delta}_3\}$，$\boldsymbol{\delta}_\tau$（$\tau = 1, 2, 3$）代表影响因素。

②建立判断矩阵。依照上述的因素所组成的集合，对各个因素的"重要性"进行比较，形成判断矩阵 $\boldsymbol{\delta}$，以使各影响因素得以量化。矩阵中 $\delta_{\tau\kappa}$ 的取值区间是 $1 \sim 9$，如表 3 - 5 所示。每个参评人员所建立的判断矩阵 $\boldsymbol{\delta}$ 各不相同，然后求出所有参评人员判断矩阵的平均值，如表 3 - 6 所示。

表 3 - 5　　　　　　　　　　判断矩阵标度定义

标度	含义
1	因素 τ 与因素 κ 同样重要
3	因素 τ 比因素 κ 稍微重要，有优势
5	因素 τ 比因素 κ 较为重要，有优势
7	因素 τ 比因素 κ 十分重要，有优势
9	因素 τ 比因素 κ 绝对重要，有优势
2，4，6，8	有优势表示上述相邻判断标度的中间值
倒数	若因素 τ 与因素 κ 的重要性之比为 $\delta_{\tau\kappa}$，则因素 κ 与因素 τ 的重要性之比为 $\delta_{\kappa\tau} = 1/\delta_{\tau\kappa}$

表 3-6		判断矩阵	
δ	δ_1	δ_2	δ_3
δ_1	1	1/5	3
δ_2	5	1	7
δ_3	1/3	1/7	1

③求特征向量及特征值。采用 yaahp 软件求得，该矩阵最大的特征值是 $\lambda_{max}=3$，对于各个影响因素权重的计算就按照特征向量法求解，计算方法为：将权重向量 $\vec{\beta}$ 乘判断矩阵 δ，其关系为

$$\delta \vec{\beta} = \lambda_{max} \vec{\beta}$$

求得 $\vec{\beta} = [0.2566, 0.5713, 0.1721]$，即 $\beta_1 = 0.2566$，$\beta_2 = 0.5713$，$\beta_3 = 0.1721$。

④判断矩阵一致性指标 CI 的计算。$CI = (\lambda_{max} - \varphi) / (\varphi - 1)$，$\lambda_{max}$ 表示矩阵最大的特征值，φ 表示矩阵的维数。我们通常规定，当 $CI \leqslant 0.1$ 时，就能够认定该判断矩阵通过一致性的检验。因此，根据第③步可以求得，$CI = (\lambda_{max} - \varphi) / (\varphi - 1) = 0 \leqslant 0.1$，$CI$ 一致性可接受。

⑤判断矩阵的随机一致性比例 CR 的计算。$CR = CI/RI$。当判断矩阵的阶数较大时，则要引入修整值 RI。查表 3-7 得，当维数等于 3 时，$RI = 0.58$。一般情况下 $CR \leqslant 0.1$ 时，就能够认定该判断矩阵通过一致性的检验。该矩阵 δ 随机一致性 $CR = CI/RI = 0 \leqslant 0.1$，可接受。

表 3-7				平均随机一致性指标 RI 标准值					
矩阵阶数	1	2	3	4	5	6	7	8	9	10
RI	0	0	0.58	0.90	1.12	1.24	1.32	1.41	1.45	1.49

综上所述，得出患者在就诊时的动态优先级公式：$f_j = 0.2566s_j + 0.5713l_j + 0.1721h_j$。

3.3.1.3 实例验证优先级计算模型的有效性

为更清楚地展示有限度优先的情况下的动态优先级的排队规则，构建如

图 3 – 11 的排队就诊模型。

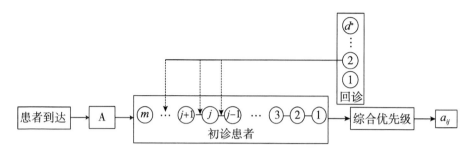

图 3 – 11 动态优先级情况下的排队就诊模型

$d^* \leqslant j-1$，意为当存在 $j-1$ 个患者在医院进行初诊后，有 d^* 个患者进行回诊且回诊患者数量满足小于或等于初诊患者的数量。a_{ij} 为第 j 个初诊患者利用 A 类诊号到诊室 i 接受服务。若门诊科室准备对第 j 个初诊患者进行诊断，此时队列中插入第 τ（$\tau=1, 2, \cdots, d^*$）个回诊患者，若回诊患者 τ 直接在初诊患者 j 之前插入队列，将会大大降低第 j 个初诊患者的满意程度。因此，需要在此设置新的更加合理的规则进行排队。图 3 – 11 虚线处代表的是第 τ 个回诊患者可能插入在队列中所有的位置情况，然后需利用动态优先级排队模型计算具体位置。通过计算，如果 $f_j < f_\tau$，即第 j 个初诊患者的优先级小于第 τ 个回诊患者，则回诊患者应先于此初诊患者接受诊断；反之，回诊患者 τ 优先级应与第 $j+1$ 个初诊患者再次进行计算对比，若 $f_{j+1} < f_\tau$，回诊患者应先于此初诊患者接受诊断。通过不断地将回诊患者 τ 的优先级与各初诊患者优先级进行比较，从而确定第 τ 个回诊患者在队列中的具体位置。在此过程中需要注意，同类型患者需遵循 FCFS 原则。

对哈尔滨医科大学附属第四医院内科 10 个患者的数据进行收集、处理、统计、分析，然后对回诊患者的两种队列规则（绝对优先与有限度优先）的结果做对比，根据此前得出的动态优先级的计算公式 $f_j = 0.2566 s_j + 0.5713 l_j + 0.1721 h_j$，计算出初诊患者与回诊患者的动态优先级 f 的数值，见表 3 – 8。

在计算 f 的数值时，为了规避各类数据量纲的差距，要通过无量纲化方法对其进行处理。主要的无量纲化方法有直线无量纲化、折线无量纲化以及曲线无量纲化。无量纲化其实就是对不同单位的数据进行规范化，以消除其在后续研究中所产生的影响。

阈值法是直线无量纲化的一种方法，阈值就是临界值，是在研究过程所选取的一些特殊数值，如最大值、最小值等，阈值法就是把所选择指标的数值情况和阈值做比较，最终得出所选择的指标评价数值的一种无量纲化方法。本书运用此方法进行如下操作。

①对于影响因素 s_j（已等待时间）的处理。由表 3-8 看出，最大的等待时间是 1 小时 29 分 42 秒，即 89.7 分钟（min），将其定义为单位 1，对所有等待时间数据进行归一化。

②对于影响因素 l_j（患者的类型），本书定义初诊患者为"0"，回诊患者为"1"。这样的取值更能反映出现代大多数医院的现状，回诊患者具有绝对优先的权利。

③对于影响因素 h_j（患者在队列中所占位置），按照患者在绝对优先级排队规则下的顺序 1~10 号，分别赋予 1，0.9，0.8，0.7，0.6，0.5，0.4，0.3，0.2，0.1。

通过数据整理，在两种队列规则下，得出结果如表 3-8 所示。

表 3-8 回诊患者按照绝对优先和有限优先两种排队规则的计算结果及排队序列

患者类型	绝对优先规则下的队列	到达时间	服务时间	等待时间（min）	优先级 f	有限度优先规则下新队列
初诊患者 1	1	8：11：22	8：21：44	0：10：22		1
初诊患者 2	2	8：18：10	8：29：21	0：11：11		2
初诊患者 3	3	8：19：51	8：36：56	0：17：05		3
回诊患者 1*	**4**	**8：47：12**	**8：48：30**	**0：01：18**	**0.6526**	**4**
初诊患者 4	**5**	**8：20：33**	**9：01：43**	**0：41：10**	**0.5578**	**5**
初诊患者 5	6	8：21：55	9：10：03	0：48：08		6
初诊患者 6	7	8：22：13	9：18：23	0：56：10		7
回诊患者 2*	**8**	**9：26：24**	**9：28：57**	**0：02：33**	**0.6377**	**9**
回诊患者 3*	**9**	**9：38：48**	**9：40：30**	**0：01：42**	**0.6373**	**10**
初诊患者 7	**10**	**8：25：09**	**9：54：51**	**1：29：42**	**0.6446**	**8**

由表 3-8 可知，当门诊科室部门对 4 号初诊患者（即初诊患者 4）提供服务的时候，1* 号回诊患者（即回诊患者 1*）插入队列，这时 $f_4 < f_{1^*}$，因此会优先为回诊患者 1* 提供门诊服务；当门诊科室部门即将对 7 号初诊患者（即初诊患者 7）提供服务时，2* 号和 3* 号回诊患者插入队列，这时 $f_7 > f_{2^*} > f_{3^*}$，因此会优先为初诊患者 7 提供服务。通过数据收集与分析可知，患者的期望等待时间为 40min，进而可以计算出：

①优化前（即绝对优先规则下的队列）4~10 号所有患者的不满意度加和后值为 181.4613；

②优化后（即有限度优先规则下新队列）4~10 号所有患者的不满意度加和后值为 117.6048。

由此看出在回诊患者有限度动态优先级排队规则下，即使会让回诊患者排队的时间有所升高，但是却能使得初诊患者排队的时间大大减少，这样一来，就会使患者的总体不满意度下降。这也说明，本书所研究的动态优先级排队模型是切实可行的，并且具有实际意义和研究价值。

3.3.2 问题描述及建模

在现实情况中，对于整个医院的就诊系统，组成的是动态优先级的多队列排队系统，具体模型如图 3-12 所示。

3.3.2.1 问题描述

在 3.2 研究的基础上，本书考虑患者回诊时引入动态优先级的队列规则，对每一条患者就诊流程线路上的初诊患者和回诊患者的优先级进行比较，使其就诊顺序满足大多数患者的需求。然后引入价值函数，衡量整体患者的满意度，调整科室的数量，尽可能地减少患者等待时间，降低医院运营成本。本书所研究的最大化患者满意度是通过尽量降低患者的不满意度来体现的。

3.3.2.2 参数设计及基本假设

门诊科室的总体数量记为 n，任何一门诊科室记为 i，$i \in [1, n]$；患者的总体数量记为 m，任何一初诊患者记为 j，$j \in [1, m]$；回诊患者

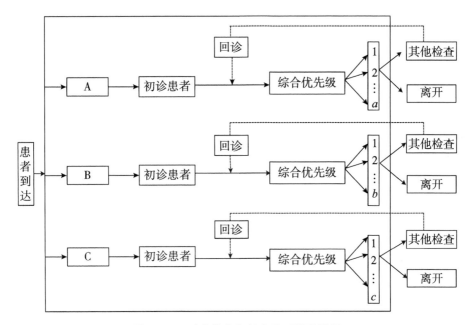

图 3 – 12   动态优先级的多队列排队模型

的总体数量记为 d^*，$d^* \in [1, j-1]$；任何一回诊患者记为 τ，$\tau \in [1,$
$d^*]$；单位时间内抵达医院门诊科室的患者总数记为 η，也就是患者到达
率；单位时间内医生作出诊断处理的患者总数记为 μ，即医生的服务率；
医生为第 j 个患者在提供诊断服务时所需要的时间记为 p_j；医生完成对第 j
个患者的服务同时又在下一个患者接受服务之前的这段时间记为 r_j；第 j
个患者的期望等待时间记为 e_j；第 j 个患者的实际等待时间记为 t_j；在没
有回诊患者时第 j 个初诊患者已经排队等待的时间记为 t_{j_0}；在有回诊患者
抵达时第 j 个初诊患者所需要等待的时间记为 t_τ，则

$$t_j = \begin{cases} t_{j_0} + y_\tau \cdot t_\tau, & f_j < f_\tau \\ t_{j_0}, & f_j > f_\tau \end{cases} \qquad (3-16)$$

其中，$j=1, 2, \cdots, m$，同时 $d^* \in \{1, 2, \cdots, j-1\}$；

M_j 表示患者实际等待时间与期望等待时间的差值；决策变量如下：

$$y_\tau = \begin{cases} 0, & \text{患者 } j \text{ 接受服务前无回诊患者 } \tau \text{ 插队} \\ 1, & \text{患者 } j \text{ 接受服务前有回诊患者 } \tau \text{ 插队} \end{cases}$$

$$x_j = \begin{cases} 1, & \text{患者 } j \text{ 正在接受服务} \\ 0, & \text{其他情况（如辅助设备检查）} \end{cases}$$

$$D_j = \begin{cases} 1, & \text{患者在 A 通道接受服务} \\ 2, & \text{患者在 B 通道接受服务} \\ 3, & \text{患者在 C 通道接受服务} \end{cases}$$

假设 1 每位患者只能选择一个诊室进行诊断，并可按照自身病情合理选择。

假设 2 每位患者初诊与回诊所选择的门诊科室必须相同。

假设 3 类型相同的患者排队规则符合 FCFS 原则，不可随意变动排队队列。

假设 4 当等待的时间值超出规定的区间后，患者自动离开排队系统。

3.3.2.3 模型设计

综上所述，该研究问题其实是在有约束条件情况下的多目标（即双目标）调配优化问题：

$$\left[Q_m/prec, N_j/\min \sum_{j=1}^m U(t_j)/m(opt), \min \sum_{i=1}^n (A_i + B_i + C_i) \right] \quad (3-17)$$

相对应的数学模型为

$$Z = \min \sum_{j=1}^m U(t_j)/m \quad (3-18)$$

$$Y = \min \sum_{i=1}^n (A_i + B_i + C_i) \quad (3-19)$$

S. t.
$$M_j = \max(t_j - e_j, 0) \quad (3-20)$$

$$f_j = \beta_1 s_j + \beta_2 l_j + \beta_3 h_j \quad (3-21)$$

$$\beta_1 + \beta_2 + \beta_3 = 1, \beta_1, \beta_2, \beta_3 \in (0,1) \quad (3-22)$$

$$t_j = \begin{cases} t_{j_0} + y_\tau \cdot t_\tau, & f_j < f_\tau \\ t_{j_0}, & f_j > f_\tau \end{cases}$$

$$j = 1, 2, \cdots, m, \text{同时 } d^* \in \{1, 2, \cdots, j-1\} \quad (3-23)$$

$$U(t_j) = \begin{cases} 0, & t_j \leqslant e_j \\ \lambda^* (t_j - e_j)^{\beta^*}, & e_j < t_j < I_j \quad j = 1, 2, \cdots, m \\ 1, & t_j \geqslant I_j \end{cases} \quad (3-24)$$

$$\begin{cases} t_j \geqslant p_{j-1} + r_{j-1} & x_{j-1} = 1 \\ t_j \geqslant p_{j-2} + r_{j-2} & x_{j-1} = 0, x_{j-2} = 1 \\ \quad\quad\quad\quad\quad \vdots \\ t_j \geqslant p_{j-\omega} + r_{j-\omega} & x_{j-1} = x_{j-2} = \cdots = x_{j-\omega+1} = 0, x_{j-\omega} = 1 \end{cases} \quad (3-25)$$

$$a_{ij} = D_j x_j, b_{ij} = \frac{1}{2} D_j x_j, c_{ij} = \frac{1}{3} D_j x_j \quad (3-26)$$

$$\sum_{i=1}^{n} (a_{ij} + b_{ij} + c_{ij}) = 1 \quad (3-27)$$

$$\sum_{i=1}^{n} (A_i + B_i + C_i) \leqslant n \quad (3-28)$$

$$A_i = \begin{cases} 1, & \sum_{j=1}^{m} a_{ij} \neq 0 \\ 0, & \sum_{j=1}^{m} a_{ij} = 0 \end{cases} \quad B_i = \begin{cases} 1, & \sum_{j=1}^{m} b_{ij} \neq 0 \\ 0, & \sum_{j=1}^{m} b_{ij} = 0 \end{cases} \quad C_i = \begin{cases} 1, & \sum_{j=1}^{m} c_{ij} \neq 0 \\ 0, & \sum_{j=1}^{m} c_{ij} = 0 \end{cases}$$

$$(3-29)$$

$$y_\tau = \{0,1\}, x_j = \{0,1\}, D_{ij} \in \{0,1,2,3\} \quad (3-30)$$

式（3-18）表示主要目标函数，式（3-19）表示次要目标函数，式（3-20）~式（3-30）代表限制条件。式（3-20）代表第 j 个患者实际等待时间比预期推迟的时间；式（3-21）代表患者排队过程中动态优先级的数学模型；式（3-22）代表影响患者队列顺序的各个因素所占权重的关系；式（3-23）在引入新的优先级排队规则后，患者离开排队系统所需要的等待时间；式（3-24）衡量第 j 个患者的不满意度函数；式（3-25）确保第 j 个患者实际等待时间（即 t_j）的科学性；式（3-26）代表在患者接受诊断时所处的门诊类型（普通诊、专家诊和普通急诊）；式（3-27）保证每位患者只可选择同一门诊科室进行初诊和回诊；式（3-28）保证医院门诊科室的总体数量大于设置开放的门诊科室数量；式（3-29）代表门诊科室的开放状态（即开放或者不开放）；式（3-30）限制决策变量的区间。在模型建立这一部分，与上一节有以下区别：

①加入动态优先级计算模型，来确定每位患者优先级大小，从而确定在队列中的位置。

②因为回诊患者的插队因素，使得患者实际离开系统的时间 t_j 受到影响，所以加入新的模型进行限定。

3.3.3　算法设计及仿真

3.3.3.1　算法编码及流程

在算法设计方面，同样采用模拟植物生长算法，但采用了不同的编码，如表3-9所示。算法执行流程与3.3.2相同。

表3-9　　　　　　　　　　　　　调度方法示例

门诊编号	患者排队候诊情况							
1	1	4	5	8	13	14	0	0
2	2	6	9	11	0	0	0	0
3	3	7	10	12	15	0	0	0

针对医院门诊科室，采用十进制对其编码，表3-9代表内科诊室普通诊、专家诊和普通急诊诊室的15名就诊患者的排队情况及门诊科室开放情况的一种方案。表格第一列为门诊编号，每一个门诊编号后的数值代表患者的抵达顺序（0代表门诊科室处于未开放状态）。

3.3.3.2　目标权重参数的引入

前文所做的基础研究，就是以降低患者不满意度为第一目标，以降低医院服务成本为第二目标。在3.3.2的研究中对患者不满意度和医院运营成本两个目标进行整合，引入公式 $\sigma = \lambda_1 \cdot Z + \lambda_2 \cdot Y/n$，如前所述，$Z$ 代表的是患者不满意度函数，n 代表的是医生门诊科室的总体数量，Y 代表的是医院设置开放的门诊科室的数量，λ_1、λ_2 分别代表患者的不满意度和门诊科室开放数量两个目标函数所占有的权重，同时规定 $\lambda_1 + \lambda_2 = 1$。医院管理者可依照自身实际情况设定 λ_1、λ_2 的大小。当 $\lambda_1 > \lambda_2$ 时，表明医院管理人员将患者的满意度情况设为主要目标；当 $\lambda_1 < \lambda_2$ 时，表明医院管理人员将运营成本设为主要目标。这样医院就拥有了更多的选择权。

3.3.3.3 仿真实例及分析

现以哈尔滨医科大学附属第四医院的实际运营过程为例，使用 2017 年 3 月 7 日上午 8：30—10：30 在内科门诊下前来就诊的患者情况做数值讨论分析。该医院的内科门诊科室的开放情况如下：4 个普通诊、3 个专家诊和 3 个普通急诊科室同时开放。通过该医院的实地数据采集得出该医院各类型门诊诊断的平均时间和服务率。普通诊、专家诊、普通急诊科室平均作出诊断时间分别为 10 分钟、20 分钟和 8 分钟，医生的服务效率分别记为 6 人/小时，3 人/小时，7.5 人/小时，患者抵达诊室的规律符合泊松分布，到达率为 1.2 人/min。

将仿真模拟的计算结果分析如下。

（1）当回诊患者具有绝对优先权利的情况时，如前所述，在此情况下 $\beta_2 = 1$，$\beta_1 = \beta_3 = 0$

① $\lambda_1 > \lambda_2$ 时，门诊科室的调配优化仿真及分析。在此情形下，医院管理者的首要考虑因素是就诊患者对门诊科室等待时间的满意程度，而将经营管理等成本费用放在次要位置，即 $\lambda_1 = 0.8$，$\lambda_2 = 0.2$。此时，患者的综合不满意度情况与门诊科室的配置情况（即开放数量）的相关关系见图 3 - 13。纵坐标代表患者的综合不满意度，横坐标代表医院设置开放门诊科室数量的情况，可以利用公式 $y = 16 \cdot a + 4 \cdot b + c$ 表示。a 为开放的普通门诊科室的个数、b 为开放的专家门诊科室的个数，c 为开放的普通急诊科室的个数。假设医院开放普通诊 2 个，专家诊 1 个，普通急诊 1 个，即 $a = 2$，$b = 1$，$c = 1$，则医院设置开放的门诊科室的数量为 37。

由图 3 - 13 可知，当医院管理者的首要考虑因素是就诊患者对门诊科室等待时间的满意程度时，y 值越大，则医院开放门诊科室总体数量的值就越大，随着门诊科室开放数量的增加，综合不满意度（在此意为患者在门诊科室排队时间的不满意程度和医院服务成本所造成的不满意程度）呈现由左

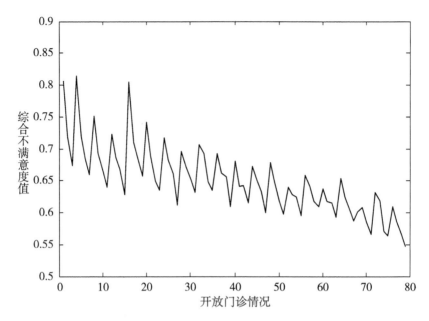

图 3 - 13　回诊患者绝对优先情况下综合不满意度变化曲线　（$\lambda_1 = 0.8$，$\lambda_2 = 0.2$）

上向右下的波动下降趋势。这是由于医院管理者赋予患者满意度更高的权重 $\lambda_1 = 0.8$，对综合不满意度影响大所导致的结果。

②$\lambda_1 < \lambda_2$ 时，门诊科室的调配优化仿真及分析。在此情形下，医院管理者的首要考虑因素是医院的服务成本，而将就诊患者对门诊科室等待时间的满意程度放在次要位置，即 $\lambda_1 = 0.2$，$\lambda_2 = 0.8$。此时，综合不满意度情况与门诊科室的配置情况（即开放数量）的相关关系见图 3 - 14。

图 3 - 14 中，当医院管理者首要考虑的因素是医院的服务成本时，y 值越大，则医院开放门诊科室总体数量的值就越大，综合不满意度随着门诊科室开放数量的增加呈现由左下向右上的波动上升趋势。这是由医院管理者赋予医院的服务成本更高的权重（$\lambda_2 = 0.8$）而导致的结果。

（2）当回诊患者遵循有限度优先的情况时，如前所述，在此情况下 $\beta_1 = 0.2566$，$\beta_2 = 0.5713$，$\beta_3 = 0.1721$

①$\lambda_1 > \lambda_2$ 时，门诊科室的调配优化仿真及分析。为了能清楚作出比较，在 $\lambda_1 > \lambda_2$ 情况下，同样赋值 $\lambda_1 = 0.8$，$\lambda_2 = 0.2$，医院考虑的首要因素是就诊患者对门诊科室等待时间的满意度情况，模拟分析结果见图 3 - 15。

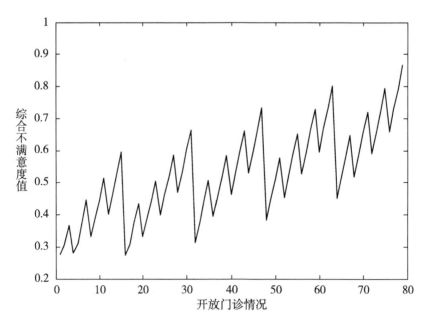

图 3 – 14 回诊患者绝对优先情况下综合不满意度变化曲线
$(\lambda_1 = 0.2, \lambda_2 = 0.8)$

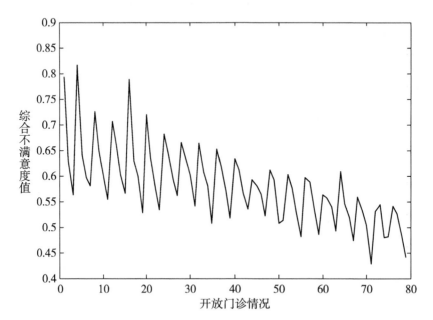

图 3 –15 回诊患者有限度优先情况下综合不满意度变化曲线
$(\lambda_1 = 0.8, \lambda_2 = 0.2)$

②$\lambda_1 < \lambda_2$ 时，门诊科室的调配优化仿真及分析。在这种情况下，取 $\lambda_1 =$ 0.2，$\lambda_2 = 0.8$，医院管理者趋向于降低医院的经营管理成本。模拟分析结果见图 3 – 16。

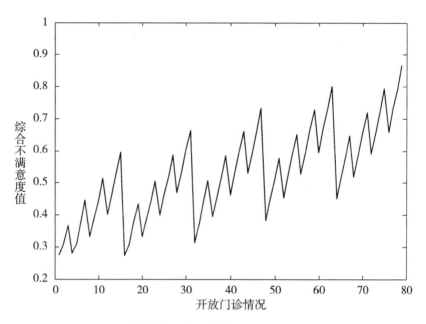

图 3 – 16　回诊患者有限度优先情况下综合不满意度变化曲线
（$\lambda_1 = 0.2$，$\lambda_2 = 0.8$）

可见，在回诊患者处于有限度优先的排队规则情况下，当 λ_1、λ_2 取值不同时，综合不满意度随门诊科室开放数量的变化而产生的趋势变化，与回诊患者绝对优先情况下的趋势变化相同。具体分析不再赘述。

（3）λ_1 取值变化对综合不满意度的影响

图 3 – 17 仿真结果显示：

当 $\lambda_1 > 0.5$ 时，医院管理人员趋向选择使患者对等待时间的不满意度降低这一因素置于首位，其所占的权重更高，因此当医院管理者设置开放越多的门诊科室的数量（即 y 越大）时，综合不满意度从右上方向左下方呈波动下降的状态；

当 $\lambda_1 < 0.5$ 时，医院管理者趋向于首先考虑医院的服务成本因素，故该因素所占的权重更高，因此当医院管理者设置开放越多的门诊科室（即 y 越

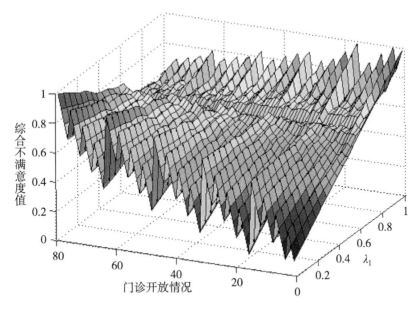

图 3 - 17　λ_1 取值对综合不满意度的影响

大）时，综合不满意度从右下方向左上方呈波动上升的状态。

（4）PGSA 仿真算法的迭代收敛

运用 PGSA 仿真算法对本书多目标优化问题进行求解，为更准确地表现迭代收敛过程，在此将前述公式 $y = 16 \cdot a + 4 \cdot b + c$ 赋予特定值，其中令 $a = 4$，$b = 3$，$c = 3$。运行结果如图 3 - 18、图 3 - 19 所示。

当 $\lambda_1 = 0.8$，$\lambda_2 = 0.2$，回诊患者绝对优先和有限度优先两种排队规则下的迭代收敛情况见图 3 - 18；当 $\lambda_1 = 0.2$，$\lambda_2 = 0.8$，患者回诊绝对优先和有限度优先两种排队规则下的迭代收敛情况见图 3 - 19。

（5）调配优化示例

当 $\lambda_1 = 0.8$，$\lambda_2 = 0.2$ 时，即医院管理者首先考虑的因素是就诊患者对门诊科室等待时间的满意程度，让患者对等待时间的不满意度降低，把医院经营管理成本这一因素放在第二位。在此假设条件下，对回诊患者的两种排队规则（即绝对优先和有限度优先）下的仿真优化结果见表 3 - 10。

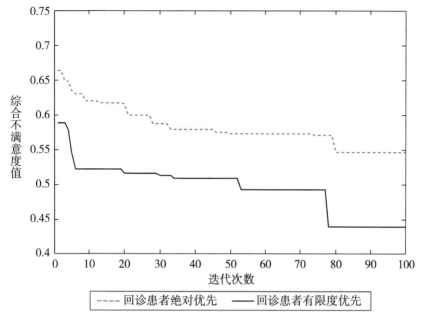

图 3－18　算法求解收敛过程（$\lambda_1 = 0.8$，$\lambda_2 = 0.2$）

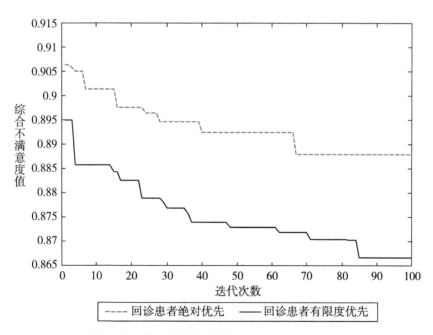

图 3－19　算法求解收敛过程（$\lambda_1 = 0.2$，$\lambda_2 = 0.8$）

表 3-10 仿真优化结果

排队规则	普通门诊数量	专家门诊数量	普通急诊门诊数量	综合不满意度
回诊患者绝对优先	4	3	3	0.5471
回诊患者有限度优先	4	2	1	0.4276

如表 3-10 所示,在其他条件都相同的情况下,当回诊患者遵循有限度优先的排队规则时,能在很大程度上降低综合不满意度,同时也可有效地减少医院的服务成本。在本书的研究中还增加了医院的自主选择权,医院管理者可以根据自身实际情况赋予"患者等待时间的不满意度"和"医院服务成本"不同的权重,使医院得到更好的发展。

3.3.4 管理建议

针对哈尔滨医科大学附属第四医院科室管理中存在的主要问题,并结合本书的研究结果,提出下列建议。

(1) 实现医生门诊科室的弹性开放

到医院就诊的患者在不同时间其数量是不同的,例如,按照一般规律,周末的数量要比工作日(周一到周五)的数量多。在这种情况下,同时考虑现有资源约束的条件,医院需要根据患者的数量在不同时间匹配最优的门诊科室的数量,才能提高资源利用率,缩短患者在门诊科室这一环节中的等待时间,从而保证医院在较低运营成本的约束条件下可以降低患者的不满意度。

(2) 提高医生服务效率

医院管理者要了解并统计医务人员的工作效率是如何发生变化的,总结其变化的周期规律,并确定其拥有较高工作效率的时间段,为医生排班做好基础。同时还要考虑医生个人的意愿,让其根据本人情况提出哪些时间段可以进行工作。所以,更加合理优化的排班规定能使医生提供较高的服务效率。管理者需要对医护人员进行大量的关于工作时间的背景调研,加入医生本身的意见,才能设置出合理有效的排班规定,也为门诊科室的设置奠定基础。

(3) 优化整个就诊流程

由之前的研究背景调查可以发现,由于医院在整个就诊流程中环节设置不合理，导致出现患者进行多次排队的现象。例如，患者在首次接受了门诊服务后，需要再进行其他一项或者几项辅助设备检查（如验血、CT 等），这就造成多次排队缴费或接受检查。医院管理者不但要对每个环节、每个部门分别调度优化，更要对整个就诊流程调度优化。近年来，移动互联的发展对医院的经营运作产生很大的推动作用，医院可以把移动终端运用到缴费环节，例如，门诊医生开出患者所需要做的辅助检查项目，通过终端 App 发送给患者，患者只需要在移动终端上付费，不必再经过多次排队缴费，这样能更好地降低患者的不满意度。

（4）营造舒适的排队等待环境

医院可以通过在患者等待区域内提供一些免费的杂志或者有关健康知识的宣传册等方式，为患者提供舒适的等待环境。这样能在一定程度上降低患者的不满意度。人们在闲暇时会觉得等待的时间变得格外得长，同时由于这种等待的不确定性，更加延长了人们对其感知的长度。所以医院工作人员需要对队列等候时间的长度进行统计估算，并在必要时让患者知晓，通过优化调度设置能缩短患者感知未知时间的长度。

（5）保证医护人员有较好的服务态度

不管患者在哪一个环节排队等待，其在心理上都比较脆弱，容易激动或烦躁。在这种情况下，如果医护人员没有较好的服务态度，容易使病人的不满意度上升，给医患关系带来不利的影响。如果医护人员服务态度较好，并且能为患者提供适当的安慰，那么会在一定程度上降低患者的不满意度。

（6）推行强有力的监督机制

门诊科室的有效运营要进行合理的管理，"以患者为首，以成本为辅"的同时要注重员工的培养，不断地提高医护人员的技能水平，设定合理的晋升渠道，这样才能提升大家的责任感和工作进取心；注重团队文化建设以提高凝聚力；这些任务的完成都需要制定强有力的监督管理机制，并保障各种制度的有效实施。

（7）优化临床科室绩效考核机制

调动医护工作人员的工作积极性，除了要设定晋升通道，更要实行合理的绩效考核制度对员工进行激励。合理的激励政策最主要的目的就是激励员工更好地工作，从而为患者提供更好的医疗服务，有利于降低医院服务成本，同时也有助于减轻医生与患者之间关系紧张的现象，实现医生、院方及患者的三赢局面。

（8）协调各方关系

门诊科室若要合理配置并进行有效运营，既需要与医院的其他部门（如后勤部门、病房部门等）处理好合作关系，又需要把医护人员之间的合作关系处理好，这样才能保证门诊科室的高效运转。管理人员应在门诊科室部门设置特定的工作处或者安排工作人员专门协调本部门与医院其他各部门的工作内容。在门诊科室部门的内部，各工作人员之间的关系可借由医院团队文化建设等方式加强，只有在相对和谐的工作关系氛围下，员工才能拥有较高的工作效率。

在管理时，医院管理者要适度秉持"患者为主"的原则，学习并结合优秀企业的管理思想，将其实时运用到门诊科室的优化发展中。医院也可被看作一个企业，企业以满足顾客需求为导向，而医院则以服务患者为导向，文化、效率、创新、发展等都是医院所追求的目标。门诊科室的调度管理都要与医院的发展相匹配，同时还要重视医护人员的健康发展，促进医疗技术水平的提升。只有这样才能实现医生、院方以及患者三个方面的共同利益，实现三方共赢。

3.4 本章小结

针对门诊科室的调度问题，进行了渐进式的阐述。

一方面，在不考虑患者回诊的情况下，建立了以降低患者不满意度为主要目标、减少医院服务成本为次要目标的基础门诊科室调配模型。通过对哈尔滨医科大学附属第四医院数据的收集，通过 PGSA 算法设计以及 MATLAB 仿真计算得出结论：在稳定状态时，普通诊诊室的坐诊医生数量为3，专家诊诊室坐诊医生数量为3，普通急诊诊室坐诊的医生数量为1，患者不满意度为

0.08——这是最优的状态。研究结果表明，在门诊科室的合理调配下，能够节约患者排队等候的时间，降低患者不满意度的同时又可以减少医院的服务费用。

另一方面，把患者回诊的因素考虑在内，使研究更加缜密。目前大多数医院里，回诊患者无限制地直接插队，造成初诊患者等待时间过长，总体满意度下降。根据回诊患者的随机性，引入动态优先级计算模型，在基础的门诊科室调配模型上进行改进，更加贴近现实情况。同样利用哈尔滨医科大学附属第四医院采集的数据进行处理和分析。在仿真分析时，对回诊患者的绝对优先和有限度优先两种排队规则下的结果进行对比，同时对两个目标赋予不同的权重，通过目标的权重参数的变化满足不同医院的倾向性，具体分析结果在此不再赘述。研究表明，在考虑患者的随机性回诊时，因为动态优先级排队规则的约束和门诊科室的合理配置，能够在回诊患者相对优先的前提下，尽量缩短初诊患者的等待时间，使得总体的不满意度最低。

4

医联体模式下医疗资源共享策略研究

4.1 医联体模式下医生共享策略研究

4.1.1 问题描述

随着社会的进步和技术的发展，我国医疗资源不平衡尤其是优质医生资源不平衡的问题日渐突出。为了解决这个问题，政府不断深化医药卫生体制改革，其中最为重要的一项举措是建立区域医疗联合体（以下简称医联体），期望通过医联体的形式，借助机构运营和医疗服务联动的手段实现医疗资源优化组合和高效利用。

在医联体资源共享方面，优质医生资源的共享具有极其重要的地位。通过优质医生资源的共享，能够有效减轻知名医院的接诊负担，促进优质医生资源下沉，提高普通医院的诊治水平，在一定程度上推动资源共享，促进医联体内部各主体的协同发展。为此，如何实现优质医生资源的高效共享，真正实现医生"下沉"是影响医联体发展的重要问题。

当前，国内外学者在医院医疗设备、信息共享方面给予了诸多关注。在医疗设备共享方面，国内学者刘英梅和董立友通过建立博弈模型给出了核心医院和合作医疗机构进行资源共享的基本条件。Cheng 等分析了开展医疗信息资源分配和建设的政治障碍和技术障碍。Tzeng 等研究了如何通过全球医疗资源支持与服务机构开展空闲医疗资源的共享。结合医院与社区信息共享的需求，学者主要从信息共享平台构建及运行模式等方面进行研究。Kang 等提出在分布式云平台下利用泛洪算法解决医疗信息共享过程中信息交互量过大这一问题。Li 等首先分析了医院与社区之间的现状和存在的问题，提出了基于区域卫生信息平台的医院与社区共享模式，建立区域卫生信息共享平台，提高了社区的诊疗水平，为分级诊疗机制的实施提供了技术支持。

不可否认，设备资源和信息资源的共享对提高整个社会的医疗资源利用效率起着非常重要的作用，有利于优质医疗资源下沉、整体服务质量提升。但是，在医联体模式下，医生资源共享同样是其发展中至关重要的影响因素，它的成功与否直接关系到该模式是否能够高效运行。目前，研究医生资源共享的文献比较少，袁航从供应链视角，基于信息不对称的委托代理模型分析了医生激励强度的影响因素，提出了促进医生资源共享的相应机制。

综上所述，医联体内部进行医生资源共享具有必要性和可行性。尽管已有学者对医生资源共享进行研究，但其主要针对医院自身如何推进医生资源共享，而没有充分考虑政府、医院主体的相互关联对医生资源共享的影响。这与本书研究的重点有较大差异。此外，医生资源共享的对象是医生，这与普通资源的共享具有很大的差异。基于此，本书在前人对资源共享及博弈理论研究的基础之上，通过分析医联体医生资源共享所涉及的主体及其特征，构建医生资源共享演化博弈模型，通过分析模型的平衡过程及相关影响因素，获得促进医联体医生资源共享的策略。

4.1.2 医联体模式下医生资源共享的内涵

医联体是将某一区域内的医疗资源进行整合的医疗联合体。其主要形式包括契约式、托管式和兼并式。现有的医联体以契约式为主。为此，本书研究对象是契约式医联体模式下的医生资源共享问题。契约式医联体模式（见图4-1）主要以技术支持为纽带，成员之间没有统一的所有权和管理权，通

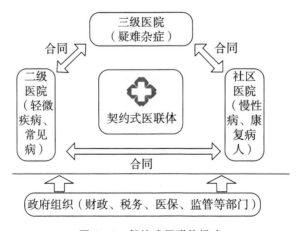

图4-1 契约式医联体模式

过签订合作协议建立协同服务关系。在契约式医联体模式中，政府通过在财政、税务、医保和监管等部门扮演政策制定者和运行监督者的角色。

在契约式医联体模式中，优质医生资源在医联体医院内部进行共享。医联体的分级诊疗重点强调基层首诊、双向转诊、急慢分治、上下联动的模式。该模式运行成功的前提是医联体内部各医院实现优质医生资源的共享。通过医生资源共享提高基层医疗服务技术，增加具有全科知识和能力的医生的数量，培养更多能驾驭多病种、多学科的领军医生和骨干医生，提高医联体的整体诊治能力。由于优质医生资源集中于三级医院，所以在共享过程中，主要是三级医院作为医生资源的提供者，二级医院和社区医院作为接受者。当然，二级医院和社区医院也会有部分医生具有非常高超的诊治能力，因此医生资源的共享不仅是三级医院的单方面供应，同时也存在二级医院和社区医院向三级医院提供医生资源的情况。医生资源共享流向如图4-2所示。在该图中，通过箭头表示医生资源的流向，粗细表示医生资源输出的多少。

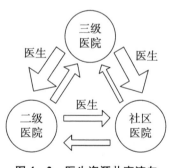

图4-2　医生资源共享流向

4.1.3　医联体模式下医生资源共享的博弈分析

4.1.3.1　医生资源共享的主体分析及博弈模型构建

医生资源共享是医联体内部的医生资源供给者、医生资源接受者及管理者等不同行为主体之间进行利益配置的博弈过程。由于医联体的建设发展离不开政府的政策指导及监督，所以本书在研究过程中，除了考虑医院这一主要行为主体之外，同时也将政府作为行为主体引入其中。另外，在医生资源共享过程中，二级医院和社区医院所扮演的角色比较相近，一般情况下，都作为资源的接受者，为此，本书将它们归为一个行为主体，统称为普通医院，进而得到博弈模型的行为主体：三级医院、普通医院（包括二级医院和社区医院）和政府。

4.1.3.2 博弈模型的假设

为了研究医联体医生资源共享的博弈过程，本书进行了如下假设。

①作为医联体资源共享的决策主体，三级医院、普通医院和政府都是有限理性的。

②作为政府部门，在参与医生资源共享的过程中，博弈行为包括强有力的政策支持和政策支持力度不足。设有政策支持的比例为 P_0，政策支持力度不足的比例为 $1-P_0$。三级医院和普通医院具有共享和不共享两种行为。设三级医院中选择医生共享的概率为 P_1，则选择不共享的概率为 $1-P_1$。普通医院选择共享的概率为 P_2，则选择不共享的概率为 $1-P_2$。

③假设三级医院和普通医院在没有进行医生资源共享之前的收益为 ω_1、ω_2；进行医生资源共享时，医联体所创造的额外价值为 R，三级医院和普通医院按照 $a:b$（$a+b=1$）的比例进行分配；由于进行医生资源共享而得到的政府财政补贴为 M；医生在进行资源共享的时候，会减少其在资源输出方的工作时间，给其带来一定的经济损失，为此设立了损失考量参数，分别设为 L_1 和 L_2；设由医生资源共享产生的成本支出分别为 C_1 和 C_2；政府作为医联体的推动者和相关政策的制定者，对于不能积极配合医生资源共享的主体要给予一定的惩罚，分别设为 U_1 和 U_2；设通过医联体医生资源共享所获得的社会效益为 Q；设在有政策支持的情况下，政府的成本支出为 C_0。

4.1.3.3 收益矩阵的生成

在上述假设条件的基础之上，可获得不同决策组合条件下三级医院、普通医院和政府的收益矩阵，如表 4 - 1 所示。

表 4 - 1　医联体医生资源共享收益矩阵（三级医院、普通医院和政府）

<table>
<tr><th colspan="3" rowspan="2">博弈方</th><th colspan="2">政府部门</th></tr>
<tr><th>有政策支持</th><th>政策支持力度不足</th></tr>
<tr><td rowspan="8">三级
医院</td><td rowspan="4">共享</td><td rowspan="2">普通
医院</td><td rowspan="2">共享</td><td>$\omega_1 + aR + aM - L_1 - C_1$
$\omega_2 + bR + bM - L_2 - C_2$
$Q - C_0$</td><td>$\omega_1 + aR - L_1 - C_1$
$\omega_2 + bR - L_2 - C_2$
Q</td></tr>
<tr><td>不
共享</td><td>$\omega_1 + a'R' + M - L_1 - C_1$
$\omega_2 + b'R' - U_2$
$Q' - C_0$</td><td>$\omega_1 + a'R' - L_1 - C_1$
$\omega_2 + b'R'$
$Q' - C_0$</td></tr>
<tr><td rowspan="4">不
共享</td><td rowspan="2">普通
医院</td><td>共享</td><td>$\omega_1 + a''R'' - U_1$
$\omega_2 + b''R'' + M - L_2 - C_2$
$Q'' - C_0$</td><td>$\omega_1 + a''R''$
$\omega_2 + b''R'' - L_2 - C_2$
Q''</td></tr>
<tr><td>不
共享</td><td>$\omega_1 - U_1$；$\omega_2 - U_2$；$- C_0$</td><td>ω_1；ω_2；0</td></tr>
</table>

由于医生资源共享目的是促进医联体的健康发展，使医生资源趋近于平衡、医联体的医疗诊治水平整体提高。所以在利益的驱动下，三级医院、普通医院和政府在进行决策的时候，首先需要考虑如下条件（其中 E 表示收益）：

$$E(R) \geqslant E(L) + E(C) \tag{4-1}$$

即医联体所获得的收益要大于医联体运作过程中产生的损失和成本之和。

在医生资源共享过程中，单方的共享和双方的共享所带来的各种收益值是不同的，即 $R > R'$，$R > R''$，$Q > Q'$，$Q > Q''$。另外，医生资源的共享与普通资源的共享存在着较大差异：参与共享的主体无论是单方还是双方，医联体的各组成单位都会受益，只是在分配比例上有所区别。但是，政府的专项补贴则需要严格按照是否参与医生资源共享进行分配。

通过观察上述收益矩阵（见表 4 - 1）可以得知，如果期望医联体主体之间能够积极开展医生资源共享工作，必须满足如下条件：

$$\begin{cases} \omega_1 + aR + aM - L_1 - C_1 \geqslant \omega_1 \\ \omega_2 + bR + bM - L_2 - C_2 \geqslant \omega_2 \\ Q - C_0 \geqslant 0 \end{cases}$$

4.1.4 医生资源共享各主体策略选择分析

4.1.4.1 政策支持下医联体各主体策略选择分析

政府的相关激励政策引导会促进医联体各主体积极开展医生资源共享工作。政府扮演监督者的角色。在有政府政策支持的情况下，三级医院选择医生资源共享和不选择医生资源共享的期望收益为 E_{11} 和 E_{12}：

$$E_{11} = P_1[P_2(\omega_1 + aR + aM - L_1 - C_1) + (1 - P_2)(\omega_1 + a'R' - L_1 - C_1)]$$
$$(4-2)$$

$$E_{12} = (1 - P_1)[P_2(\omega_1 + a''R'' - F_1) + (1 - P_2)(\omega_1 - F_1)] \quad (4-3)$$

三级医院的平均期望收益为 $\bar{E}_1$：

$$\bar{E}_1 = E_{11} + E_{12} = P_1P_2(aR + aM - a'R') + P_1(\omega_1 + a'R' - L_1 - C_1) +$$
$$(P_2 - P_1P_2)a''R'' + (1 - P_1)(\omega_1 - F_1) \quad (4-4)$$

三级医院在选择医生资源共享策略时，$P_1 = 1$，得到

$$\bar{E}_{11} = P_2(aR + aM - a'R') + \omega_1 + a'R' - L_1 - C_1 \quad (4-5)$$

三级医院在不选择医生资源共享策略时，$P_1 = 0$，得到

$$\Delta\bar{E}_{12} = P_2a''R'' + \omega_1 - F_1 \quad (4-6)$$

通过 $\bar{E}_{11}$ 和 $\bar{E}_{12}$ 可获得三级医院选择与不选择医生资源共享的期望收益之差 $\Delta\bar{E}_1$：

$$\Delta\bar{E}_1 = P_2(aR + aM - a''R'') + (1 - P_2)a'R' + F_1 - L_1 - C_1 \quad (4-7)$$

同理，可获得普通医院选择与不选择医生资源共享的期望收益之差 $\Delta\bar{E}_2$：

$$\Delta\bar{E}_2 = P_1(bR + bM - b''R'') + (1 - P_1)b'R' + F_2 - L_2 - C_2 \quad (4-8)$$

如期望三级医院和普通医院开展医生资源共享，必须满足如下条件：

$$\begin{cases} \Delta\bar{E}_1 = P_2(aR + aM - a''R'') + (1 - P_2)a'R' + F_1 - L_1 - C_1 \geq 0 & (4-9) \\ \Delta\bar{E}_2 = P_1(bR + bM - b''R'') + (1 - P_1)b'R' + F_2 - L_2 - C_2 \geq 0 & (4-10) \end{cases}$$

在 $\Delta \bar{E}_1$ 的计算式中，$P_2 (aR + aM - a''R'')$ 一般情况下为正值；而 $(1 - P_2) a'R' \geqslant 0$；所以式（4 - 9）是否成立取决于 $L_1 + C_1$ 与其余各项之间的相对差值。同理可知，普通医院是否选择医生资源共享，取决于 $L_2 + C_2$ 与其余各项之间的相对差值。

通过期望收益之差可获知，三级医院和普通医院在进行医生资源共享的时候，其积极性受到如下几个方面因素的影响。

①政府的奖励力度。政府通过相关资金、政策等形式对积极参与医生资源共享的医院给予补偿、奖励和支持。政府的奖励力度、政策支持力度越大，医院参与医生资源共享的积极性越高。

②政府惩罚力度。政府在医联体发展的过程中，同时要扮演监督者的角色，通过政府对医联体的监督和惩罚，能够在一定程度上推动医院进行医生资源共享。通过期望收益之差可以得知，惩罚力度越大，越有利于医生资源共享。

③收益分配比例。医生资源共享会给医联体创造更高的收益，收益的合理分配同样对医生资源的共享有着非常重要的影响。分配的比例要以医联体各主体在医生资源共享过程中的贡献为参考依据。

④共享成本。在进行医生资源共享的过程中，会产生人力资源成本和转移风险成本。成本越高越不利于医院开展医生资源共享工作。

⑤医生资源共享对单个主体带来的损失。在进行医生资源共享时，医生就诊地点的转移会给资源供给者带来一定的损失，如不采取相应的补偿措施，会产生负面影响。

4.1.4.2 政策支持力度不足情况下医联体各主体策略选择分析

在政府政策支持力度不足情况下，医联体的经营发展完全遵循市场机制开展相应工作。医联体通过医生资源的共享使得各主体降低运营成本，实现共赢。在此情况之下，三级医院和普通医院的平均期望收益为 $\bar{E}'_1$、$\bar{E}'_2$：

$$\begin{cases} \bar{E}'_1 = P_1 P_2 (aR - a'R') + P_1 (\omega_1 + a'R' - L_1 - C_1) + \\ \quad P_2 (1 - P_1) a''R'' + (1 - P_1) \omega_1 \qquad (4-11) \\ \\ \bar{E}'_2 = P_1 P_2 (bR - b'R') + P_2 (\omega_2 + b'R' - L_2 - C_2) + \\ \quad P_1 (1 - P_2) b''R'' + (1 - P_2) \omega_2 \qquad (4-12) \end{cases}$$

三级医院和普通医院在选择医生共享和不共享时的期望收益之差为 $\Delta \bar{E}'_1$、$\Delta \bar{E}'_2$:

$$\begin{cases} \Delta \bar{E}'_1 = P_2 \ (aR - a''R'') \ + \ (1 - P_2) \ a'R' - L_1 - C_1 & (4-13) \\ \Delta \bar{E}'_2 = P_1 \ (bR - b''R'') \ + \ (1 - P_1) \ b'R' - L_2 - C_2 & (4-14) \end{cases}$$

在政策支持力度不够的情况下,医联体能够开展医生资源共享的条件是 $\Delta \bar{E}'_1 \geqslant 0$ 和 $\Delta \bar{E}'_2 \geqslant 0$。

一般情况下,$aR \geqslant a''R''$,所以 $P_2 \ (aR - a''R'') \geqslant 0$;另外,$(1 - P_2) \ a'R' \geqslant 0$ 是显然成立的,为此 $\Delta \bar{E}'_1 \geqslant 0$ 成立的条件取决于 $L_1 + C_1$ 与其余各项之和的相对大小;同理,$\Delta \bar{E}'_2 \geqslant 0$ 成立的条件是 $L_2 + C_2$ 与其余各项之和的相对大小。

在政府政策支持力度不足的情况下,影响医院开展医生资源共享工作的主要因素有如下三点。

①医联体通过资源共享所创造的价值。该因素对于医联体能否健康有序发展起着决定性作用。医联体所创造的价值越大,越有利于医生资源共享范围的扩大和加深。

②在开展医生资源共享过程中,资源供给者所产生的损失。作为医联体主体,需要综合考量医生资源共享所带来的风险、收益与损失,然后再决定是否共享。

③开展资源共享所产生的成本。通过博弈结果可知,成本对于医生资源的共享呈负面影响态势。作为医联体的主体需要通过制度创新、运营方式的改变降低成本。因此,在政府支持力度不足的情况下,医联体要以整体利润最大化为目标,开源节流,降低成本,进一步加强市场运作机制对医生资源进行配置,形成高效运转的自组织系统。

4.1.5 促进医联体医生资源共享的对策建议

(1) 完善医生资源共享政策法规,充分保障医联体各主体及医生的权益

在政府提出创建医联体之后,应结合医联体医生资源共享的需要,从政

策、法规、财政支持等方面对医生资源共享进行激励和制度创新，提高医联体主体开展医生资源共享的积极性。

（2）加强医生资源共享体系建设，有效提高医疗服务整体社会效益

从医生资源共享管理制度规范、业务操作标准、支撑条件标准、医生资源共享信息平台等方面分析和构建医生资源共享体系。通过该体系为医院之间的协调联动和业务间的互联互通提供良好的支撑与服务。

（3）丰富医生资源共享运作机制，有效地推动医联体健康有序发展

为实现医联体健康发展的目标，需要建立医院、医生利益补偿机制、风险共担机制、收益分配机制。同时在人事制度方面进行深入改革，如建立医生多点执业制度、人事考核制度，从而保证共享医生的权益，使医生自由和主动流动起来。

（4）加强正面宣传力度，提升医生资源共享意识

医生资源共享是推动医联体健康发展的有效途径，应广泛宣传开展医生资源共享的必要性，增强政府、医院的资源共享意识。

4.2 医联体资源共享策略研究

4.2.1 问题描述

医联体作为能够有效解决我国医疗资源分布不均、患者看病难等问题的重要模式，正在全国多地不断推进。医联体发展的最大优势是其能够实现医疗资源的高效整合，而医疗资源包括医生、医疗设备、医疗信息等。但是，由于受到医院追逐自身利益最大化，避免患者流失及社会环境、政策环境的影响，医疗资源的共享过程并没有达到预期的效果。

在没有开展医疗资源共享的情况下，多数患者就诊时首先选择三级医院。如果三级医院的资源已被充分利用，很多患者会选择到其他医院就诊或者排队等候的方式进行治疗，无论哪种形式，最终都会影响三级医院的收益。但是如果三级医院与其他医院合作形成医联体，在其内部开展资源共享，即医

生资源、医疗设备、医疗数据共享，通过分级诊疗，将需要后期疗养和轻症患者转到合作的二级或社区医院，释放三级医院的资源用于重症患者的诊治，可实现医联体整体效益的最大化。

为了保障医联体能够按照预期设想解决看病难、优质资源过于集中等问题，需要制定可行的策略协调资源完成共享。当前，有关资源共享研究，国内外专家学者主要集中于医疗设备共享及信息共享方式两个方面。

通过文献分析可知，当前学者的研究更多地集中于单个医院内部资源的共享及不同医院医疗资源共享的方式方面，而对于不同医院间医疗资源的共享意愿受何影响却关注甚少，这使医院之间的资源共享过程缺少决策模型的支持。

结合实际调研发现，医联体作为一种创新运作模式，研究其合作主体的作用关系及其资源共享模型具有非常重要的理论和现实意义。本书以一个核心医院与多个二级医院或地方医院组成的医联体为研究对象，以医联体各组成成员共同利益最大化为优化目标，利用 Stackelberg 博弈模型，研究医联体开展医疗资源共享所需的条件，以及资源共享成本、成本分担比例、边际贡献等因素对资源共享的影响过程。

4.2.2 假设条件

为了更为客观准确地描述医联体开展资源共享的过程，结合 Stackelberg 理论所需，进行了如下假设。

①医联体包括 $n+1$ 个组织，即 n 个合作医院和 1 个核心医院。其中，核心医院在资源共享过程中拥有更多的决策支配能力，合作医院会根据核心医院的决策制定自身应对方案。

②通过资源共享所创造的绩效 P 与到医联体就诊患者的数量 Q 正相关。

③Q 值受医联体的医疗资源共享投入 c 的影响，资源共享的对象如医疗设备、医生等均使用货币进行衡量。同时，由于受医疗资源的限制，到医联体就诊患者的数量会到达一个极限值，即 Q 的理论最大值。利用 M 表示该理论最大值。

④医联体通过医疗资源共享所增加的患者数量，可以转换成医联体的实际绩效，单位患者所转换的实际绩效利用 θ 描述，称为边际贡献，本书假设其为常数。

⑤Q 值与 c 呈非线性关系。利用弹性系数 β 展示 c 对 Q 值的影响程度，β 值越大，表示 c 对 Q 值作用越明显。在没有开展资源共享的情况下，仍然会有患者到医院进行医疗诊断，所以通过引入 K 进一步描述开展资源共享过程中 c 值与 Q 值之间的变化关系。K 为没有展开医疗资源共享与开展医疗资源共享的医联体接受患者数量的变化值。设 k_i 为第 i 个医院相对于没有开展医疗资源共享时可提升的患者接纳空间。则 K 为 k_i（$i = 1, 2, \cdots, n + 1$）之和。

⑥医联体通过资源共享所创造的收益归医联体资源供给成员所有。

⑦医疗资源共享投入 c 由所有成员分担。设每个成员分担的比例为 d_i（$0 \leq d_i \leq 1$），所有成员的投入比例之和为 1。

⑧医联体的整体收益 π 等于医联体的绩效与资源共享投入之差。在资源共享的过程中，各成员追求的目标是收益最大化。

4.2.3　基于 Stackelberg 模型的医疗资源共享模型建立

基于 Stackelberg 博弈模型，将医疗资源共享过程分成两个过程进行。核心医院先确定医疗资源共享的比例，然后，各合作医院确定医疗资源共享投入的最大值及相应的资源共享比例，以此作为对核心医院决策的反映。

根据假设条件②～④可知医联体的总体绩效为

$$P(Q) = \theta Q \qquad (4-15)$$

根据假设条件⑤构造医联体的就诊患者数量与医疗资源共享成本之间的关系表达式：

$$Q = M - Kc^{-\beta} \qquad (4-16)$$

结合假设条件②～⑧、式（4-15）和式（4-16），核心医院的期望收益：

$$\hat{\pi}_c = \theta_c(M - Kc^{-\beta}) - d_1 c \qquad (4-17)$$

在式（4-17）中，θ_c 表示患者增加对核心医院的边际贡献，设为常数；d_1 表示核心医院的资源共享投入比例。

同理，可得合作医院的期望收益数学表达式为

$$\hat{\pi}_{m_i} = \theta_{m_i}(M - Kc^{-\beta}) - d_i c \qquad (4-18)$$

在式（4-18）中，θ_{m_i} 表示第 i 个合作医院的边际贡献，为常数；d_i（$2 \leqslant i \leqslant n+1$）表示合作医院的资源共享投入比例。

利用式（4-17）和式（4-18）可获得医联体的整体期望收益：

$$\hat{\pi} = \left(\theta_c + \sum_{i=2}^{n+1} \theta_{m_i}\right)(M - Kc^{-\beta}) - c \qquad (4-19)$$

首先，核心医院的医疗资源共享比例 d_1 已经确定下来，所有合作医院根据 Stackelberg 博弈模型确定医疗资源共享的总投入及各自开展医疗资源共享的最优比例 d_i。基于上述分析，可获得各合作医院的优化目标函数及约束条件：

$$\max \hat{\pi}_{m_i} = \theta_{m_i}(M - Kc^{-\beta}) - d_i c \qquad (4-20)$$

$$\text{S. t. } d_1 + \sum_{i=2}^{n+1} d_i = 1 \qquad (4-21)$$

根据式（4-20）和式（4-21）构建 Lagrange 方程：

$$L_i = \theta_{m_i}(M - Kc^{-\beta}) - d_i c + \alpha_i\left(d_1 + \sum_{i=2}^{n+1} d_i - 1\right) \quad i = 2,3,\cdots,n+1$$

$$(4-22)$$

式（4-22）达到最优的条件：

$$\begin{cases} \dfrac{\partial L_i}{\partial c} = \theta_{m_i}\beta Kc^{-\beta-1} - d_i = 0 & i = 2,3,\cdots,n+1 \\[2mm] \dfrac{\partial L_i}{\partial d_i} = -c + \alpha_i = 0 & i = 2,3,\cdots,n+1 \\[2mm] \dfrac{\partial L_i}{\partial \alpha_i} = d_1 + \sum_{i=2}^{n+1} d_i - 1 = 0 & i = 2,3,\cdots,n+1 \end{cases} \qquad (4-23)$$

通过求解可得医疗资源共享的总体最优投入及每个合作医院的最优医疗资源共享比例：

$$c^* = \left[(1 - d_1)\big/\beta K \sum_{i=2}^{n+1} \theta_{m_i}\right]^{-1/(\beta+1)} \qquad (4-24)$$

$$d_i^* = (1 - d_1)\theta_{m_i}/(\sum_{i=2}^{n+1}\theta_{m_i}), i = 2, 3, \cdots, n + 1 \qquad (4-25)$$

利用式（4-24）分析核心医院的医疗资源共享投入比例对总体医疗资源共享投入的影响。对式（4-24）求导，得到下式：

$$\frac{\partial c^*}{\partial d_1} = \frac{1}{(\beta + 1)(\beta K \sum_{i=2}^{n+1}\theta_{m_i})}\left[(1 - d_1)/\beta K \sum_{i=2}^{n+1}\theta_{m_i}\right]^{-(\beta+2)/(\beta+1)} \qquad (4-26)$$

通过观察发现，式（4-26）恒大于0，从而可知，医联体的总体医疗资源共享投入随着核心医院的医疗资源共享投入比例的增加而增加。

在合作医院对核心医院的投入比例作出反应之后，核心医院通过优化投入比例使自身收益达到最大。优化模型如下：

$$\max \hat{\pi}_c = \theta_c(M - Kc^{*-\beta}) - d_1 c^* \quad 0 \leq d_1 \leq 1 \qquad (4-27)$$

将式（4-24）所求得的c^*代入式（4-27），可获得如下表达式：

$$\max \hat{\pi}_c = \theta_c\left\{M - K\left[(1 - d_1)/\beta K \sum_{i=2}^{n+1}\theta_{m_i}\right]^{-\beta/(\beta+1)}\right\} -$$

$$d_1\left[(1 - d_1)/\beta K \sum_{i=2}^{n+1}\theta_{m_i}\right]^{-1/(\beta+1)} \quad 0 \leq d_1 \leq 1 \qquad (4-28)$$

利用求解式（4-28）获得核心医院的最优医疗资源共享比例。同时，利用式（4-25）、式（4-24）及式（4-19）可获得各合作医院的最优医疗资源共享比例、整体最佳投入成本及医联体最大收益。

$$d_1^* = \frac{\theta_c - (\beta + 1)\sum_{i=2}^{n+1}\theta_{m_i}}{\theta_c - \beta\sum_{i=2}^{n+1}\theta_{m_i}} \qquad (4-29)$$

$$d_i^* = \frac{\theta_{m_i}}{\theta_c - \beta\sum_{i=2}^{n+1}\theta_{m_i}} \qquad (4-30)$$

$$c^* = \left[\beta K(\theta_c - \beta\sum_{i=2}^{n+1}\theta_{m_i})\right]^{-1/(\beta+1)} \qquad (4-31)$$

$$\hat{\pi}^* = (\theta_c + \sum_{i=2}^{n+1}\theta_{m_i})\left\{M - K\left[\beta K(\theta_c - \beta\sum_{i=2}^{n+1}\theta_{m_i})\right]^{-\beta/(\beta+1)}\right\} -$$

$$\left[\beta K(\theta_c - \beta\sum_{i=2}^{n+1}\theta_{m_i})\right]^{-1/(\beta+1)} \qquad (4-32)$$

4.2.4 结果分析

结论1：核心医院的医疗资源共享比例与患者对核心医院产生的边际贡献呈正相关，与合作医院的边际贡献之和呈负相关。

为了更加直观地展示结论1，本书采用关系曲线图的方式进行表达。假设医联体由1个核心医院和2个合作医院组成，参数 $M = 1500$，$K = 400$，$\beta = 0.5$。图4-3描述的是合作医院边际贡献固定不变的情况下（设 $\theta_{m_1} = 400$，$\theta_{m_2} = 300$），核心医院的医疗资源共享比例与患者对核心医院产生的边际贡献之间的关系。患者对核心医院产生的边际贡献只有大于合作医院边际贡献的 $(\beta + 1)$ 倍，核心医院才能够开展资源共享。图4-4描述的是合作医院的边际贡献之和不变的情况下（设 $\theta_c = 800$），核心医院的医疗资源共享比例与合作医院的边际贡献之和的关系。从图4-4中可看出，核心医院的资源共享比例随着合作医院的边际贡献之和增加而减少。

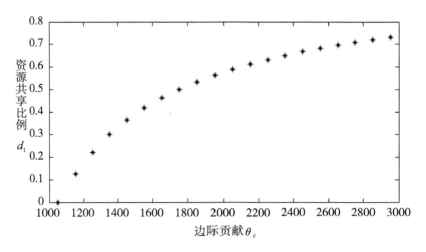

图4-3 核心医院资源共享比例与边际贡献关系

当核心医院的医疗资源共享比例增加时，患者相对合作医院的边际贡献之和会减少，患者相对核心医院的边际贡献增加。因此，核心医院应增加医疗资源共享比例以获得更大的收益。

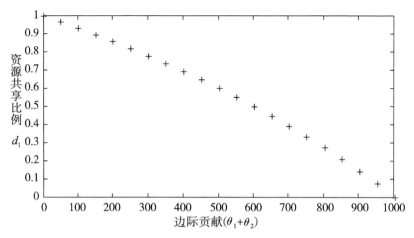

图 4 - 4　核心医院资源共享比例与合作医院边际贡献关系

结论 2：核心医院医疗资源共享比例提高会增加医联体医疗资源共享成本。

图 4 - 5 展示了核心医院医疗资源共享总成本与边际贡献之间的关系（设 $\theta_{m_1} = 400$，$\theta_{m_2} = 400$，$\beta = 0.5$，$K = 770$）。在医联体中，核心医院开展医疗资源共享的意愿强烈，会带动医疗资源共享成本的增加。为此，在医联体运营过程中，核心医院应充分发挥自身的核心作用，为开展医疗资源共享提供更多的资源支持，积极引导合作医院开展医疗资源共享，从而提升医联体的整体收益。

结论 3：医联体中合作医院的医疗资源共享比例与患者增加对合作医院产

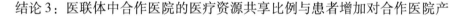

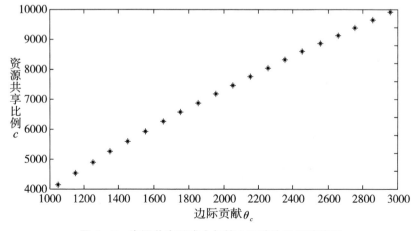

图 4 - 5　资源共享总成本与核心医院边际贡献关系

生的边际贡献呈正相关。

图 4-6 描述的是合作医院的医疗资源共享比例与患者增加对合作医院的边际贡献之间的关系，此时假设 $\theta_c = 1500$，$\theta_{m_2} = 300$。合作医院与核心医院相互博弈过程的本质是根据边际贡献 θ_{m_i}（即患者增加为合作医院带来的收益）确定自身的医疗资源共享比例。θ_{m_i} 值越大，第 i 个合作医院投入医疗资源共享的比例越高。这说明通过共享能获得更多收益的企业更愿意增加资源共享的比例。所以，医联体应借助自身的运作机制及政府的奖励政策引导企业积极参与医联体。

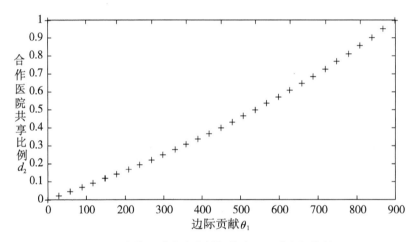

图 4-6 合作医院共享比例与其边际贡献之间的关系

结论 4：合作医院具有更强烈的意愿参与到医疗资源共享中，提升自身业务能力及收益。

一方面，合作医院通过与核心医院合作，为自身带来更多的医疗技术，提升自身的诊治水平，从而吸引更多患者到医院就诊。另一方面，核心医院可源源不断地向合作医院转移轻症患者，增加合作医院的患者数量。借助上述两种手段，合作医院产生的收益要高于自己单独运营的收益，且产生一定收益的时间要快于自己单独运营的时间。

4.2.5 数值分析

本书采用数值分析进一步说明上述博弈的结果。期望通过数值分析，主要解决面向具体的医联体开展合作中如何确定具体的比例及成本投入的问题，使整体效益最大化。

为了提升某地区的整体医疗水平，使医疗资源得到充分利用，某地区三级医院与另外两个二级医院构建医联体。医联体运行过程中，在医疗设施设备、优质医生和信息方面展开了共享工作。所有的共享对象等价折算成相应的货币。现在需要解决的问题是核心医院（三级医院）如何确定自身的资源共享比例，使医联体能够获得更大的经济效益和社会价值。通过调研可知，患者增加对医联体各成员的边际贡献，医联体接受患者的上限为 M，没有展开医疗资源共享与开展医疗资源共享的医联体接受患者数量的变化值为 K。同时，假设弹性系数 $\beta = 0.4$，根据博弈结果，获得医联体各企业的医疗资源共享比例、成本投入和医联体整体收益。计算结果如表 4-2 所示，此时设置 $M = 1200$，$K = 770$。

由表 4-2 可知，在第一种情况下，由于患者增加对于核心医院带来的边际贡献小于给合作医院带来的边际贡献的（$\beta + 1$）倍，所以核心医院与合作医院不能进行资源共享。在第二种和第三种情况下，首先医疗共享成本的弹性系数 β 保持不变，d_1、c、$\hat{\pi}^*$ 的值随着 θ_c 的增加而增加。而合作医院的医疗资源共享成本分配比例、通过医疗资源共享所产生的收益均正相关于其边际贡献。资源共享的总体投入也随边际贡献的增加从 5447 变为 7082。通过调整基本参数，可有效调整各医院参加医疗资源共享的积极性。

表 4-2　　　　　　　　　　　数值分析

序号	θ_c	θ_{m_1}	θ_{m_2}	β	d_1	d_2	d_3	c	$\hat{\pi}^*$	$\hat{\pi}_{m_1}$	$\hat{\pi}_{m_2}$	$\hat{\pi}_c$
1	800	400	300	0.5	—	—	—	—	—	—	—	—
2	1500	400	300	0.5	0.39	0.35	0.26	5447	2611600	473920	355454	1782226
3	1800	300	200	0.5	0.68	0.19	0.13	7082	2731874	355910	237248	2148346

通过研究可获知：①医联体的资源共享可有效提高医联体的医疗诊治接受能力，为更多的患者提供服务，从而提升医联体的整体收益；②在开展医疗资源共享的过程中，核心医院的医疗资源共享投入比例变化影响着共享投

入成本的走向，投入比例越高，所需的总成本越大；③合作医院根据患者给其带来的边际贡献决定自身的投入比例；④通过共享，医联体能够创造更大的收益，在合理分配的基础上，很大程度会提升医联体所有成员的资源共享积极性。本书所提出的 Stackelberg 博弈模型为医联体开展资源共享提供了相应的指导，具有一定的借鉴意义。作为开展医疗资源共享的决策主体，各医院的决策过程不是完全理性的，会受到心理因素的影响。所以，在实践过程中，各医院可根据自身的实际状态及需求对上述结论性内容进行适当调整。通过数值分析可得到这样的结论：医联体的医疗资源共享受到边际贡献、投入弹性系数等数值的影响。未来的研究会集中在考察了影响资源共享决策主体的心理因素之后，建立满足其心理期望的决策支持模型，进一步发挥医联体的医疗资源整合效用。

4.3 医联体双向转诊行为演化博弈

4.3.1 问题描述

随着我国医药卫生体制改革的不断深入，医联体逐渐成为医疗领域的一个热议话题。医联体是医改的重要任务。2015 年，国务院办公厅发文指出要"探索构建包括医疗联合体在内的各种分工协作模式"。2019 年，时任国家卫生健康委员会副主任王贺胜提出将加快推进医联体建设，加大力度推动优质医疗资源下沉、工作重心下移。与此同时，在医联体的构建和不断推行的进程中暴露出了一些问题，其中双向转诊问题给医联体的构建带来了巨大的挑战。面对日益严重的医联体模式下的双向转诊问题，想要继续高效并且合理地推动医联体的构建与发展，要求我们必须采取正确有效的管理措施来解决双向转诊问题，目前主要存在引导和支持双向转诊的政策不够健全、双向转诊过程中的标准不够统一以及双向转诊过程中的监督与激励机制不够完善等问题。就我国现有医联体发展状况来看，国家的一些相关政策虽然鼓励支持双向转诊，但是在具体实施过程中效果却不理想。如何采取有效的措施来权衡好医院的利益以及患者就医的满意度，高效推动和实施医联体模式下的双向转诊，是一个重要的且极具实际意义的研究课题。

已有研究多数侧重于对问题的定性研究，从定量的视角进行双向转诊问题的研究相对比较欠缺；除此之外，即使一些研究中用到了如博弈理论等定量的方法，但是假设的前提就已经忽略了博弈各方真实的价值感受特征。鉴于此，本书引入感知价值构建患者视角下医联体双向转诊行为的博弈模型，寻求增加医院收入并降低患者不满意度的影响因素。同时，考虑到医院与患者的利益相关性，探索均衡双向转诊行为主体在医联体双向转诊过程中的行为演化规律。

4.3.2 医联体双向转诊内涵

双向转诊作为有效解决患者过于集中于大医院、医疗资源过于紧张等问题的重要手段，在医疗改革过程中起着非常重要的作用。双向转诊的过程如图4-7所示。通过实际调研获知，在双向转诊执行过程中，患者从下往上转较容易，从上往下转阻力非常大，较难实现。为此，本书将重点以患者从上往下转为研究对象，探析其影响因素及影响机理。

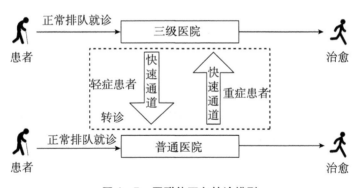

图4-7 医联体双向转诊模型

4.3.3 双向转诊的演化博弈分析

4.3.3.1 模型假设

在忽略外部环境的相关影响因素的前提下，双向转诊行为的发生可以视为医联体三级医院、普通医院及患者之间博弈的结果。其博弈过程是博弈主体的一种风险决策行为，为此，进行如下假设。

假设1 双向转诊的博弈过程包含三级医院、普通医院和患者三个主体，且均为有限理性。为此，主体的决策主要受到自身对于决策损益值的心理预期影响。

假设2 在医联体发展建设过程中，医院主体仅从自身利益出发并不一定可以实现自身利益的最大化。三级医院和普通医院在双向转诊博弈过程中均有两种选择，即积极参与或消极参与。所以三级医院和普通医院的策略集合分别记为 $\{$积极参与 K_1（比例为 x），消极参与 K_2（比例为 $1-x$）$\}$ 和 $\{$积极参与 C_1（比例为 y），消极参与 C_2（比例为 $1-y$）$\}$。患者在双向转诊过程中有两种选择，即对于双向转诊行为积极响应或消极响应，所以患者的策略集为 $\{$积极响应 P_1（比例为 z），消极响应 P_2（比例为 $1-z$）$\}$。

三级医院、普通医院和患者的博弈组合共有 8 种，分别为（积极参与，积极参与，积极响应）（积极参与，积极参与，消极响应）（积极参与，消极参与，积极响应）（积极参与，消极参与，消极响应）（消极参与，积极参与，积极响应）（消极参与，积极参与，消极响应）（消极参与，消极参与，积极响应）（消极参与，消极参与，消极响应）。

假设3 假设三级医院和普通医院在患者心中的重要程度分别为 β_1 和 β_2，β_1 值域为 $[0，1]$，β_2 值域为 $[0，1]$，且 $\beta_1+\beta_2=1$。

基于上述假设，构建医联体双向转诊过程中演化博弈模型。对于三级医院、普通医院和患者来说，演化博弈的结果即获得混合策略的纳什均衡。

π_1 为三级医院正常情况下（没有发生转诊的情况）的收益。即三级医院在正常情况下对收入、医疗环境的感知价值。值域为 $[0，+\infty)$。

π_2 为社区医院正常情况下（没有发生转诊的情况）的收益。即普通医院在正常情况下对收入、医疗环境的感知价值。值域为 $[0，+\infty)$。

S 为医联体通过医疗资源释放所增加的利润，即三级医院在双向转诊行为的影响下对于增加的收入、医疗环境变化等方面的感知价值。三级医院方面，由于医疗资源（如床位、医疗设备等）的数量限制，每天能接纳的患者数量是有限的。但是，在没有开展双向转诊之前，很大一部分医疗资源被用于轻症患者。通过双向转诊，可以使医疗资源得到充分释放，三级医院能够诊治更多的重症患者，从而提高了三级医院的收入，改善了医疗环境。值域为 $[0, +\infty)$。

λ 为医联体分配给转诊合作社区医院的利润比例。由于在转诊过程中，三级医院必须给予普通医院一定的经济补偿，使得普通医院有更加强烈的意愿参与双向转诊。为此，本书假设普通医院所获得的补贴金额正比于三级医院通过医疗资源释放所增加的利润，即为 λS。λ 值域为 $[0, 1]$。

B_1 为三级医院在转诊行为发生时所付出的成本，可理解为三级医院在开展双向转诊过程中所付出的患者转移（包括转出和转入）的医疗风险、直接损失、人力成本、资源使用成本等的感知价值。值域为 $[0, +\infty)$。

B_2 为普通医院在转诊行为发生时所付出的成本，可理解为普通医院在开展双向转诊过程中所付出的患者转移的医疗风险、直接损失、人力成本和资源使用成本等的感知价值。值域为 $[0, +\infty)$。

B_3 为患者积极响应参与双向转诊时所获得的益处，即为医疗风险、医疗条件变化、增加转诊环节、降低诊治费用等内容的综合感知价值。不同的策略，综合感知价值有所不同。如表 4-3 所示，假设在三级医院和普通医院均积极参与双向转诊时，患者的综合感知价值为 B_3，在策略 3 中，由于受到普通医院消极参与双向转诊的影响，患者的综合感知价值有所下降，变为 $\beta_1 B_3$。在策略 5 中，变为 $\beta_2 B_3$。在策略 7 中，为 0。B_3 的值域为 $(-\infty, +\infty)$。

D_1 为三级医院消极参与双向转诊时所付出的成本，即来自政府的训斥、处罚等感知价值。值域为 $[0, +\infty)$。

D_2 为普通医院消极参与双向转诊时所付出的成本，即来自政府的训斥、处罚等感知价值。值域为 $[0, +\infty)$。

D_3 为患者消极参与双向转诊时所付出的成本，即为等待诊治时间过长、医疗费用增加的感知价值（综合感知，可正可负）。在不同情况下，消费者消极参与双向转诊的感知价值有所不同，如表 4-3 所示，假设在三级医院和普通医院均积极参与双向转诊的感知价值为 D_3，则在策略 4 中，该感知价值为 $\beta_1 D_3$，在策略 6 中，该感知价值为 $\beta_2 D_3$。在策略 8 中，该感知价值为 0。D_3

值域为 $[0, +\infty)$。

R 为患者正常诊治情况下所消耗的所有费用。即患者对诊治费用、诊治过程的感知价值。值域为 $[0, +\infty)$。

m_1 为政府对于积极参与双向转诊的三级医院给予的奖励。即政府给予的金钱、精神鼓励等方面的感知价值。值域为 $[0, +\infty)$。

m_2 为政府对于积极参与双向转诊的普通医院给予的奖励。即政府给予的金钱、精神鼓励等方面的感知价值。值域为 $[0, +\infty)$。

F_1 表示在三级医院积极参与双向转诊的情况下,由于患者消极响应对其产生的负面感知影响。值域为 $[0, +\infty)$。

F_2 表示在普通医院积极参与双向转诊的情况下,由于患者消极响应对其产生的负面感知影响。值域为 $[0, +\infty)$。

η 为患者积极参与双向转诊的治疗费用折扣系数。对于积极响应双向转诊患者,医联体应给予一定的利益奖励(包括快速就诊、费用减免等方面),在此通过设置治疗费用折扣系数体现出来。对于消极响应的患者维持原有的医疗费用,同时不能使用快速医疗通道。值域为 $[0, 1]$。

表 4 - 3　八种策略组合下三级医院、普通医院和患者的收益感知

序号	博弈策略	三级医院收益	普通医院收益	患者收益
1	(K_1, C_1, P_1)	$\pi_1 + m_1 + (1-\lambda)S - B_1$	$\pi_2 + m_2 + \lambda S - B_2$	$-(\eta R - B_3)$
2	(K_1, C_1, P_2)	$\pi_1 + m_1 - F_1$	$\pi_2 + m_2 - F_2$	$-(R + D_3)$
3	(K_1, C_2, P_1)	$\pi_1 + m_1 + (1-\lambda)S - B_1 + D_2$	$\pi_2 - D_2 + \lambda S - B_2$	$-(\eta R - \beta_1 B_3)$
4	(K_1, C_2, P_2)	$\pi_1 + m_1 + D_2 - F_1$	$\pi_2 - D_2$	$-(R + \beta_1 D_3)$
5	(K_2, C_1, P_1)	$\pi_1 - D_1 + (1-\lambda)S - B_1$	$\pi_2 + m_2 + \lambda S - B_2 + D_1$	$-(\eta R - \beta_2 B_3)$
6	(K_2, C_1, P_2)	$\pi_1 - D_1$	$\pi_2 + m_2 + D_1 - F_2$	$-(R + \beta_2 D_3)$
7	(K_2, C_2, P_1)	$\pi_1 - D_1 + (1-\lambda)S - B_1$	$\pi_2 - D_2 + \lambda S - B_2$	$-\eta R$
8	(K_2, C_2, P_2)	$\pi_1 - D_1$	$\pi_2 - D_2$	$-R$

4.3.3.2　模型构建

根据上述假设和表 4 - 3 可知,三级医院的期望前景价值 U_{K_1}、U_{K_2} 和平均

期望前景价值为 $\bar{U}_K$：

$$U_{K_1} = yz[\pi_1 + m_1 + (1-\lambda)S - B_1] + y(1-z)(\pi_1 + m_1 - F_1) + (1-y)$$
$$z[\pi_1 + m_1 + (1-\lambda)S - B_1 + D_2] + (1-y)(1-z)(\pi_1 + m_1 + D_2 - F_1)$$

$$(4-33)$$

$$U_{K_2} = yz[\pi_1 - D_1 + (1-\lambda)S - B_1] + y(1-z)(\pi_1 - D_1) +$$
$$(1-y)z[\pi_1 - D_1 + (1-\lambda)S - B_1] + (1-y)(1-z)(\pi_1 - D_1)$$

$$(4-34)$$

$$\bar{U}_K = xU_{K_1} + (1-x)U_{K_2} \qquad (4-35)$$

普通医院的期望前景价值 U_{C_1}、U_{C_2} 和平均期望前景价值为 $\bar{U}_C$：

$$U_{C_1} = xz(\pi_2 + m_2 + \lambda S - B_2) + x(1-z)(\pi_2 + m_2 - F_2) +$$
$$(1-x)z(\pi_2 + m_2 + \lambda S - B_2 + D_1) + (1-x)(1-z)(\pi_2 + m_2 + D_2 - F_1)$$

$$(4-36)$$

$$U_{C_2} = xz(\pi_2 - D_2 + \lambda S - B_2) + x(1-z)(\pi_2 - D_2) +$$
$$(1-x)z(\pi_2 - D_2 + \lambda S - B_2) + (1-x)(1-z)(\pi_2 - D_2)$$

$$(4-37)$$

$$\bar{U}_C = yU_{C_1} + (1-y)U_{C_2} \qquad (4-38)$$

患者的期望前景价值 U_{P_1}、U_{P_2} 和平均期望前景价值为 $\bar{U}_P$：

$$U_{P_1} = xy[-(\eta R - B_3)] + x(1-y)[-(\eta R - \beta_1 B_3)] + (1-x)$$
$$y[-(\eta R - \beta_2 B_3)] + (1-x)(1-y)(-\eta R) \qquad (4-39)$$

$$U_{P_2} = xy[-(R + D_3)] + x(1-y)[-(R + \beta_1 D_3)] + (1-x)$$
$$y[-(R + \beta_2 D_3)] + (1-x)(1-y)(-R) \qquad (4-40)$$

$$\bar{U}_P = zU_{P_1} + (1-z)U_{P_2} \qquad (4-41)$$

4.3.3.3 三级医院采取"积极参与"的复制动态方程

建立三级医院"积极参与"比例的复制动态方程式1：

$$F(x) = \frac{dx}{dt} = x(U_{P_1} - \bar{U}_P) = x(1-x)[(1-y)D_2 + m_1 - F_1 + D_1 + zF_1]$$

$$(4-42)$$

（1）若 $z = [F_1 - (1-y) D_2 - m_1 - D_1]/F_1$ 时，则 $F(x) \equiv 0$，这表示所有水平均是稳定状态；

（2）若 $z \neq [F_1 - (1-y) D_2 - m_1 - D_1]/F_1$ 时，令 $F(x) = 0$，得 $x = 0$，$x = 1$ 是 x 的两个稳定点。

此时对 $F(x)$ 求导得到：$\dfrac{dF(x)}{dx} = (1-2x) [(1-y) D_2 + m_1 - F_1 + D_1 + zF_1]$。

由于 $F_1 > 0$，此时分两种情况考虑：

① 当 $z > [F_1 - (1-y) D_2 - m_1 - D_1]/F_1$ 时，$\dfrac{dF(x)}{dx} |_{x=1} < 0$，$\dfrac{dF(x)}{dx} |_{x=0} > 0$，所以此时 $x = 1$ 为平衡点；

② 当 $z < [F_1 - (1-y) D_2 - m_1 - D_1]/F_1$ 时，$\dfrac{dF(x)}{dx} |_{x=1} > 0$，$\dfrac{dF(x)}{dx} |_{x=0} < 0$，所以此时 $x = 0$ 为平衡点。

三级医院在上述三种情况下的动态演化趋势及稳定性如图 4-8 所示。

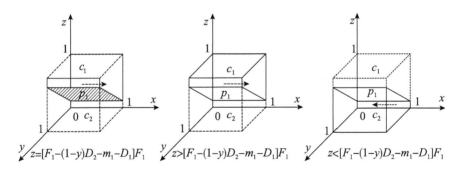

图 4-8　三级医院动态演化趋势及稳定性

4.3.3.4　普通医院采取"积极参与"的复制动态方程

建立普通医院"积极参与"比例的复制动态方程式 2：

$$F(y) = \frac{dy}{dt} = y(U_{c_1} - \bar{U}_c) = y(1-y) [(1-x) D_1 + m_2 - F_2 + D_2 + zF_2]$$

$$(4-43)$$

（1）若 $z = [F_2 - (1-x) D_1 - m_2 - D_2]/F_2$ 时，则 $F(x) \equiv 0$，这表示所有水平均是稳定状态；

（2）若 $z \neq [F_2 - (1-x) D_1 - m_2 - D_2]/F_2$ 时，令 $F(x) = 0$，得 $y = 0$，$y = 1$ 是 y 的两个稳定点。

此时对 $F(y)$ 求导得到：$\dfrac{\mathrm{d}F(y)}{\mathrm{d}y} = (1 - 2y) [(1-x) D_1 + m_2 - F_2 + D_2 + zF_2]$。

由于 $F_2 > 0$，此时分两种情况考虑：

① 当 $z > [F_2 - (1-x) D_1 - m_2 - D_2]/F_2$ 时，$\dfrac{\mathrm{d}F(y)}{\mathrm{d}y}\big|_{y=1} < 0$，$\dfrac{\mathrm{d}F(y)}{\mathrm{d}y}\big|_{y=0} > 0$，所以此时 $y = 1$ 为平衡点；

② 当 $z < [F_2 - (1-x) D_1 - m_2 - D_2]/F_2$ 时，$\dfrac{\mathrm{d}F(y)}{\mathrm{d}y}\big|_{y=1} > 0$，$\dfrac{\mathrm{d}F(y)}{\mathrm{d}y}\big|_{y=0} < 0$，所以此时 $y = 0$ 为平衡点。

普通医院在上述三种情况下的动态演化趋势及稳定性如图 4 - 9 所示。

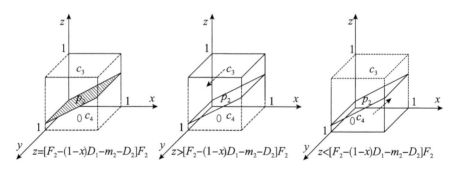

图 4 - 9 普通医院动态演化趋势及稳定性

4.3.3.5 患者采取"积极响应"的复制动态方程

建立患者采取"积极响应"比例的复制动态方程式 3：

$$F(z) = \frac{\mathrm{d}z}{\mathrm{d}t} = z(U_{P_1} - \bar{U}_P) = z(1-z)\{(B_3 + D_3)[xy + (1-x) y\beta_2 + (1-y) x\beta_1] + (1-\eta) R\}$$

$$(4 - 44)$$

因为恒有 $(B_3 + D_3) [xy + (1-x) y\beta_2 + (1-y) x\beta_1] + (1-\eta) R > 0$，对 $F(z)$ 求导得到：

$$\frac{\mathrm{d}F(z)}{\mathrm{d}z} = (1-2z) \{(B_3 + D_3) [xy + (1-x) y\beta_2 + (1-y) x\beta_1] + (1-\eta) R\}。$$

因为 $\frac{\mathrm{d}F(z)}{\mathrm{d}z}|_{z=1} < 0$，$\frac{\mathrm{d}F(z)}{\mathrm{d}z}|_{z=0} > 0$，所以此时 $z = 1$ 为平衡点。

患者的动态演化趋势及稳定性如图 4 – 10 所示。

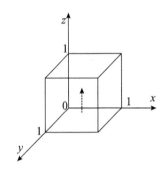

图 4 – 10　患者的动态演化趋势及稳定性

在三级医院、普通医院和患者三个主体进行演化博弈的过程中，其初始状态的不同决定了最终的博弈结果。为了清晰描述此过程，图 4 – 8 中的立方体，被平面 p_1 分割的上、下两部分称为 c_1 和 c_2，在图 4 – 9 中的立方体，被平面 p_2 分割的上、下两部分称为 c_3 和 c_4，由此得到演化博弈均衡状态如表 4 – 4 所示。

表 4 – 4　　　　　　　　　演化博弈均衡状态

序号	初始状态	平衡点	策略（三级医院、普通医院、患者）
1	c_1 和 c_3 交集	$x = 1$，$y = 1$，$z = 1$	（积极参与，积极参与，积极响应）
2	c_1 和 c_4 交集	$x = 1$，$y = 0$，$z = 1$	（积极参与，消极参与，积极响应）
3	c_2 和 c_3 交集	$x = 0$，$y = 1$，$z = 1$	（消极参与，积极参与，积极响应）
4	c_2 和 c_4 交集	$x = 0$，$y = 0$，$z = 1$	（消极参与，消极参与，积极响应）

4.3.4 数值仿真及分析

在政府政策的引导下，哈尔滨某三级医院与较近的普通医院组合成医联体。在医联体双向转诊行为推行的过程中，相应的参数设置如表4-5所示（表中仅列出与演化博弈直接相关的参数）。

表4-5   仿真过程中变量初始值设置

变量	值	变量	值	变量	值	变量	值
x	0.2	D_2	100	F_2	600	B_1	200
y	0.2	m_1	250	β_1	2/3	B_2	100
z	0.2	m_2	150	β_2	1/3	B_3	50
D_1	200	F_1	800	μ	0.95	R	1000

4.3.4.1 三级医院双向转诊行为决策数值仿真分析

（1）患者积极响应双向转诊比例 z 的变化对三级医院演化结果的影响

通过不断加大对双向转诊益处的宣传，可使患者不断增加对双向转诊行为的了解，形成明示或心理暗示，增加积极响应双向转诊的患者比例。由仿真图4-11可知，在0.3~0.4存在某个临界值（经理论计算，该临界值 $z^* = 0.3375$）。当 z 大于该临界值时，x 收敛于1，此时，随着 z 的增加，加快

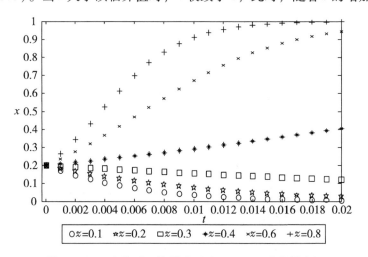

图4-11　z 变化对 x 的影响（$z^* = 0.3375$ 为分界点）

了 x 收敛于 1;当 z 小于该临界值时,x 收敛于 0,此时,随着 z 的增加,延缓了 x 收敛于 0。为此,医联体各主体应加强对患者的积极引导,增强其积极参与双向转诊的意愿,最终提升三级医院积极参与双向转诊的比例。

(2)普通医院积极参与双向转诊的比例 y 变化对三级医院演化结果的影响

作为向下转诊的接受方,由仿真图 4-12 可知,在当前的参数条件下,y 的变化没有改变 x 的演化结果,均逐渐收敛于 0,随着 y 的增加,加快了 x 收敛于 0 的速度。根据式(4-42)可知,只有满足 $z > [F_1 - (1-y)D_2 - m_1 - D_1]/F_1$ 时,x 才能收敛于 1。这说明,在当前条件下,无论 y 如何变化,z 恒小于 $[F_1 - (1-y)D_2 - m_1 - D_1]/F_1$,所以才会出现图 4-12 这种结果。为此,在博弈过程中,应充分考虑各种感知价值对决策的影响,使得 $z > [F_1 - (1-y)D_2 - m_1 - D_1]/F_1$。

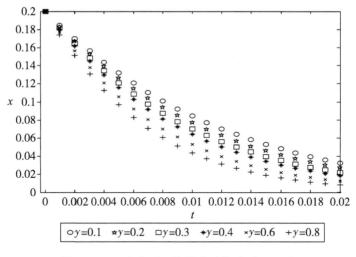

图 4-12 y 变化对 x 的影响(此时 $z^* = 0.2$)

(3)三级医院消极参与时感知成本 D_1 的变化对三级医院演化结果的影响

双向转诊行为发生时,必须建立完善的奖惩机制保障其顺利进行。在三级医院消极参与双向转诊时,政府作为监控主体应给予其相应的惩罚。三级医院对于政府的惩罚会产生综合感知。通过图 4-13 可知,在 300~400 存在某个临界值,当 D_1 大于该临界值时,三级医院的决策收敛于 1,并且 D_1 越

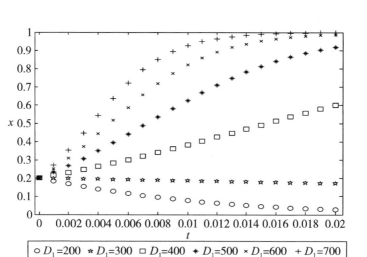

图 4 - 13 D_1 变化对 x 的影响

大，收敛于 1 的速度越快；当 D_1 小于该临界值时，三级医院的决策收敛于 0，并且 D_1 越小，收敛于 0 的速度越快。为此，政府在综合考量双向转诊的环境因素之后，制定出既能够使三级医院积极参与双向转诊，又能节约监控成本的决策。采用同样的方法分析 m_1 和 D_2 对 x 的影响，可以得到类似的结论。

（4）F_1 的变化对三级医院演化结果的影响

患者对于双向转诊的消极态度将极大地降低三级医院参与双向转诊的积极性。为此，三级医院应尽量降低这种负面影响，从而促使双向转诊行为的发生。通过图 4 - 14 可知，在当前的参数环境下，在 600 ~ 800 存在某个临界值，当 F_1 大于该临界值时，三级医院的决策收敛于 0；当 F_1 小于该临界值时，三级医院的决策收敛于 1，并且 F_1 越小，收敛于 1 的速度越快。

4.3.4.2 普通医院双向转诊行为决策数值仿真分析

由于影响普通医院决策的因素种类与影响三级医院决策的因素种类是一致的，为此本书省略了具体分析过程。各种因素对普通医院决策的影响过程如图 4 - 15 至图 4 - 18 所示。

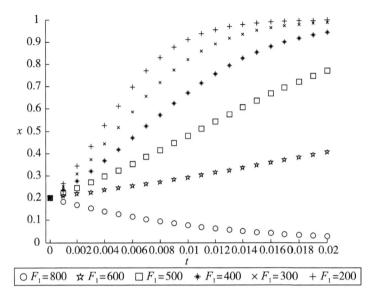

图 4 – 14 F_1 变化对 x 的影响

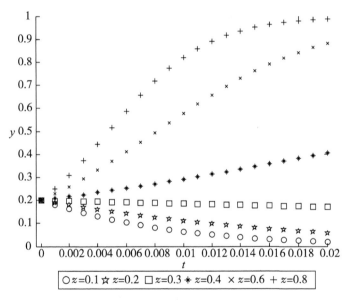

图 4 – 15 z 变化对 y 的影响

4.3.4.3 患者双向转诊行为决策数值仿真分析

（1）三级医院决策的变化对患者决策的影响

通过图 4 – 19 可知，患者的决策受到三级医院决策的影响，三级医院积

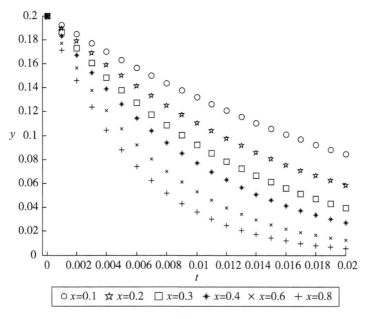

图 4-16 x 变化对 y 的影响

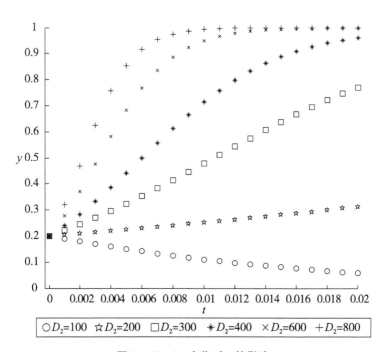

图 4-17 D_2 变化对 y 的影响

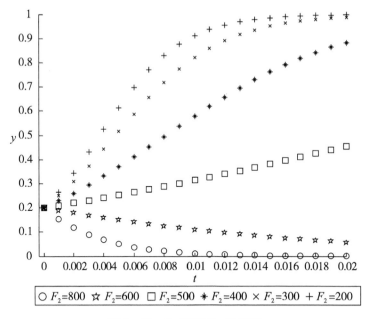

图 4-18 F_2 变化对 y 的影响

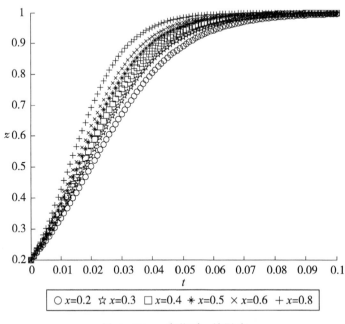

图 4-19 x 变化对 z 的影响

极参与双向转诊的比例越高,患者的决策收敛于 1 即积极响应双向转诊的速度越快。为此,三级医院要积极参与双向转诊,为患者提供更为完善的医疗服务，使其能够感知到三级医院对于双向转诊的态度，最终加快患者响应双向转诊的速度。

（2）普通医院决策的变化对患者决策的影响

对比图4-19和图4-20可知，普通医院决策的变化对患者决策的影响与三级医院的决策对其影响一样，为此，普通医院在双向转诊行为执行的过程中应不断完善相应的服务机制，通过资源共享的方式为患者提供接近于三级医院的服务水平。

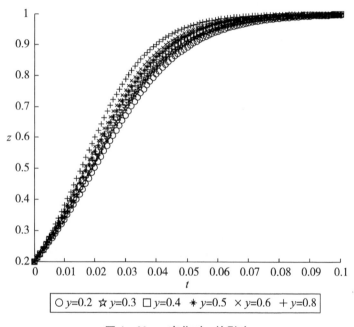

图4-20　y 变化对 z 的影响

（3）患者积极响应双向转诊行为的综合感知变化对患者决策的影响

通过分析图4-21可知，作为双向转诊的对象，患者对双向转诊行为的综合感知直接影响其决策。随着综合感知价值的不断增加，患者对双向转诊的响应度也有所提升，即趋近于1的速度就越快。所以，医联体要通过降低医疗风险、不断减少医联体各医院之间的医疗条件差距等方式提升患者的综合感知价值。D_3 对患者决策的影响与 B_3 对患者决策的影响过程一样，所以，此时患者在消极响应双向转诊时，对等待诊治时间、医疗费用增加的感知价值越大，越有利于双向转诊的执行。

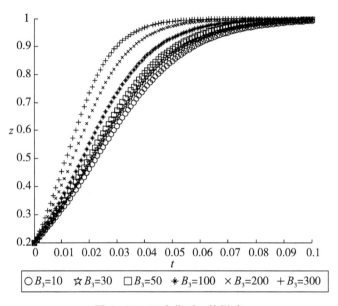

图 4-21 B_3 变化对 z 的影响

（4）患者对于三级医院的重要程度感知系数 β_1 变化对患者决策的影响

由图 4-22 可知，患者对于三级医院的重要程度感知系数 β_1 越大，患者积极响应双向转诊的速度越慢。这符合实际情况，为此，医联体应充分发挥

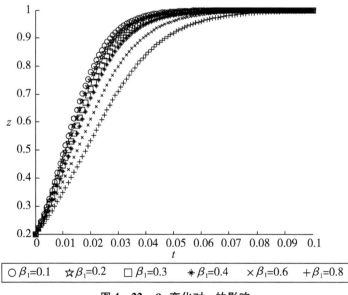

图 4-22 β_1 变化对 z 的影响

其成员的不同作用,如将优质的诊治资源放置在三级医院,将优质的康复资源放置在普通医院,尽量平衡患者对三级医院和普通医院的重要程度感知。

（5）患者积极参与双向转诊的治疗费用折扣系数 η 变化对患者决策的影响

在保证相同的诊治效果的前提下,患者会将降低诊治费用作为其重要的决策影响因素。通过图 4 – 23 可知,患者积极参与双向转诊的治疗费用折扣系数 η 值越低,患者决策趋近于 1 的速度越快,即响应双向转诊的速度越快。但是,医院作为营利性单位,如果一味降低折扣系数,没有其他补偿措施,势必会影响其收益及参与双向转诊的积极性。为此,政府部门应在纳税、奖励等方面给予医联体相应的支持。

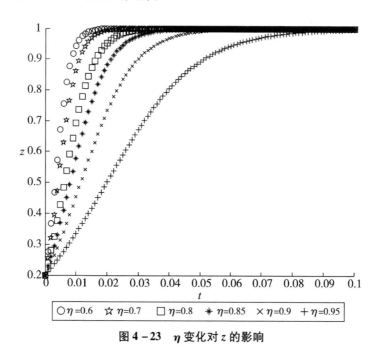

图 4 – 23 η 变化对 z 的影响

由此得到管理启示如下。

（1）三级医院的决策主要受到参数 F_1、D_1、D_2 和 m_1 的影响。这四个因素在变化过程中均存在一个临界值,在突破了各自的临界值之后,系统的收敛方向会发生变化。为了使三级医院积极参与双向转诊,应降低 F_1,提升 D_1、D_2 和 m_1。即政府应在金钱、精神方面对积极参与双向转诊的医院给予奖励。普通医院的决策主要受到参数 F_2、D_1、D_2 和 m_2 的影响。为了使普通医院积极参与双向转诊，应降低 F_2，提升 D_1、D_2 和 m_2。即政府应在金钱、精神方面对积极参与双向转诊的医院给予奖励。同时，对于消极参与双向转诊的医院，政府应加大惩罚的力度。医院应尽量降低由于患者的消极响应对其产生的负面影响。

（2）只要满足 $(B_3 + D_3)[xy + (1-x)y\beta_2 + (1-y)x\beta_1] + (1-\eta)R > 0$，患者的决策就会收敛于1，即只要让患者感知到通过双向转诊能够给其带来更多的益处，其会选择积极响应双向转诊。所以医联体在开展双向转诊活动的初期，应给予患者更多的指导和建议，使其充分了解双向转诊的益处。

4.4　本章小结

医联体内部医生资源共享有利于医联体健康发展，促进医生资源下沉，提高社区医生整体诊治水平。本章在研究医联体医生资源共享问题的过程中，以契约型医联体为研究对象，结合共享所涉及的医院、政府等主体及共享对象的特性，构建了包含三级医院、普通医院、政府的三方博弈模型，获得了相应的收益矩阵。同时，研究了医联体内部开展医疗资源共享的影响因素及其合作的基础条件。建立了在双向转诊事件中三级医院、普通医院、患者三者的演化博弈模型，模型构建过程中用感知价值替代演化博弈收益矩阵中的收益函数，进而构建双向转诊收益感知矩阵，并基于该矩阵对医联体的双向转诊行为进行演化博弈分析，比较不同的均衡结果。

5

养老服务"医养结合"模式选择及服务传递隐性知识转移研究

5.1 医院和养老院对 "医养结合" 模式选择行为研究

5.1.1 问题描述

随着人口老龄化速度的加快,我国迎来了"银色浪潮"。我国对于医疗护理以及养老服务的需求量正在逐年增加,人们逐渐转向追求高质量的、健康的老年生活,健康老龄化越来越受到人们的重视。基于此提出的"医养结合"模式成为一个备受人们关注的热议话题。

已有研究主要集中在"医养结合"试点的研究、"医养结合"必要性的研究、"医养结合"模式的创新研究以及"医养结合"发展对策的研究上,然而,对于医院以及养老院在选择"医养结合"模式上的行为的研究基本没有。本书在前人研究的基础上选取了不同角度,从"医养结合"模式选择的双方(即医院和养老院)的交互行为出发进行研究。并且由医院以及养老院的有限理性特点可知,双方都会倾向于选择使自身利益最大化的行为,进而使系统朝着不同的均衡状态演化。基于此,本书建立了医院和养老院对"医养结合"模式选择的演化博弈模型,分析了演化路径、演化均衡,并在此基础上给出了对策建议,目的是帮助演化朝着对双方有利的方向进行。

5.1.2 医院和养老院博弈演化稳定策略分析

"医养结合"的类型主要有机构型的"医养结合"和居家型的"医养结合"。机构型的"医养结合"模式最大的优点就是养老院能够对医院的资源进行高效整合,进而提高为老年人提供优质化服务的能力,使医院的资源得到进一步释放,有助于医疗资源发挥最大效益,为了能够最大限度地发挥机构型"医养结合"模式的效用,加快"医养结合"模式工作的进展,本书选取机构型"医养结合"模式作为研究对象。

机构型"医养结合"模式主要可以分成以下三种:第一种,整合照料式,这种模式主要是对医疗机构以及养老机构的一种整合,将两个机构整合成为一个具有医疗和养老功能的综合性机构；第二种，联合运行式，这种模式主要运用的是一种合作的思想，通过在养老机构以及医疗机构之间建立合作关系而达到互利共赢的目的；第三种，支撑辐射式，这种模式主要应用在社区养老服务上，运用的也是合作的思想，建立社区医院与社区养老机构之间的合作关系，主要服务的对象是一些在社区居住的老年人。

本书选取联合运行式作为研究对象，对模型提出的假设如下。

①博弈方。假设博弈的一方为医院，博弈的另一方为养老院。

②策略。医院的态度为是否选择"医养结合"模式，所以能够得到医院的策略集为｛选择，不选择｝。养老院的态度为是否同意实施"医养结合"，所以养老院的策略集为｛同意，不同意｝。

③收益矩阵。假设选择实施"医养结合"的医院比例为 y（$0 < y < 1$）。当医院选择实施"医养结合"的模式时，医院能够获得的收益可以用 ω_1 表示，由于实施了这种新型的模式，在不同的层面都会给医院带来收益，这里的 ω_1 表示的是实施"医养结合"模式后为医院带来的一切收益的总和，包括释放医疗资源后接纳更多患者而带来的收益以及医院社会公益形象得到提高后的潜在收益等；由于实施了"医养结合"模式，响应了国家的号召，国家会给予一定的奖励 M；患者由医院转移到养老院后，医院为患者提供的后续服务成本为 C_1，这部分成本的产生需要有一部分的医疗资源定期下沉到养老院，所以将这部分被占用的成本总结为医院需要承担的后续服务成本；由患者发生转移而造成的损失成本为 C_2；患者在转移过程中存在的风险为 C_3；医院为了开展"医养结合"模式而花费的管理运营成本为 P，P 的产生主要是因为医院选择了开展"医养结合"的模式，所以医院便会建立起关于"医养结合"工作的组织团队或者相关部门，对于这些团队或者组织的管理需要一定的成本支出；当医院不选择"医养结合"模式时，医院的收益为 ω_2。其中，由于医院选择了"医养结合"模式，一部分被慢性疾病患者占用的医疗资源得到了进一步释放，会接纳更多的新患者来医院就诊，医院的收益会增加，所以 $\omega_1 > \omega_2$。久而久之，医院的社会公益形象得到了提升，影响力以及覆盖面也会扩大，长期发展下来，增加的效益与政府的奖励总和是会大于花

费的总成本的，即 $\omega_1 - \omega_2 + M > C_1 + C_2 + C_3 + P$。

假设同意选择"医养结合"模式的养老院的比例为 x（$0 < x < 1$）。养老院实施"医养结合"模式之后获得的利益用 R_1 来表示，这里的 R_1 同样表示的是开展"医养结合"模式后为养老院带来的收益总和，包括新增转入养老院接受护理服务的老年患者带来的收益以及由于诊疗水平提高而吸引更多老年患者入住养老院的潜在收益；政府给予的奖励为 N；养老院为了能够达到开展"医养结合"模式的水平，必须提高自身服务的水平，因此会在医疗设施及养老设备上加大投入，此部分的成本为 Q_1；在增加高素质护理人员方面的投入成本为 Q_2；老年患者在转移过程中的风险为 Q_3；养老院不同意实施"医养结合"模式所获得的收益为 R_2。其中，由于养老院同意了"医养结合"模式的实施，提高了养老院的医疗及护理服务水平，可以为老年人提供更加优质的养老服务，所以会有更多人选择这样的养老机构，进而可知 $R_1 > R_2$。从长远的角度来看，养老院在开展了"医养结合"模式之后，会接受转自医院的老年患者，这部分老年患者会在养老院接受长期护理服务，并且随着养老院的医疗及护理服务水平的提高，养老院会赢得更好的口碑，这也使更多老年人选择养老院，由此能够看出，长期增加的收益与政府的奖励之和会高出开展"医养结合"过程中花费的总成本，即 $R_1 - R_2 + N > Q_1 + Q_2 + Q_3$。

为了积极推动"医养结合"模式的实施，积极响应国家号召，打消医院以及养老院在开展此方面工作的顾忌，这里假设政府给予"医养结合"系统的总奖励大于双方开展"医养结合"模式所消耗的总成本。得到的收益矩阵如表 5 – 1 所示。

表 5 – 1　　　　　　　　　　　收益矩阵

养老院（NH）		医院（H）	
		选择（y）	不选择（$1-y$）
	同意 x	NH：$R_1 + N - Q_1 - Q_2 - Q_3$	NH：$R_2 + N - Q_1 - Q_2$
		H：$\omega_1 + M - C_1 - C_2 - C_3 - P$	H：ω_2
	不同意 $(1-x)$	NH：R_2	NH：R_2
		H：$\omega_2 + M - P$	H：ω_2

注：这里用 H 表示医院方，NH 表示养老院方。

养老院采用同意策略时的效用 U_{11}：

$$U_{11} = y(R_1 + N - Q_1 - Q_2 - Q_3) + (1 - y)(R_2 + N - Q_1 - Q_2)$$

$$= y(R_1 - R_2 - Q_3) + R_2 + N - Q_1 - Q_2 \quad (5-1)$$

养老院采用不同意策略时的效用 U_{12}：

$$U_{12} = R_2 \quad (5-2)$$

养老院的平均效用 $\overline{U}_1$：

$$\overline{U}_1 = xU_{11} + (1 - x)U_{12} = x[y(R_1 - R_2 - Q_3) + N - Q_1 - Q_2] + R_2$$

$$(5-3)$$

养老院博弈方的复制动态方程：

$$F(x) = \frac{\mathrm{d}x}{\mathrm{d}t} = x(U_{11} - \overline{U}_1) = x(1 - x)[y(R_1 - R_2 - Q_3) + N - Q_1 - Q_2]$$

$$(5-4)$$

同理可知，医院采用选择策略时的效用 U_{21}：

$$U_{21} = x(\omega_1 + M - C_1 - C_2 - C_3 - P) + (1 - x)(\omega_2 + M - P)$$

$$= x(\omega_1 - \omega_2 - C_1 - C_2 - C_3) + \omega_2 + M - P \quad (5-5)$$

医院采用不选择策略时的效用 U_{22}：

$$U_{22} = \omega_2 \quad (5-6)$$

医院的平均效用 $\overline{U}_2$：

$$\overline{U}_2 = yU_{21} + (1 - y)U_{22} = y[x(\omega_1 - \omega_2 - C_1 - C_2 - C_3) + M - P] + \omega_2$$

$$(5-7)$$

医院博弈方的复制动态方程为

$$F(y) = \frac{\mathrm{d}y}{\mathrm{d}t} = y(U_{21} - \overline{U}_2) = y(1 - y)[x(\omega_1 - \omega_2 - C_1 - C_2 - C_3) + M - P]$$

$$(5-8)$$

医院和养老院的选择策略演化可以用上述式（5-4）和式（5-8）组成系统。该系统的雅可比矩阵为

$$J = \begin{pmatrix} \dfrac{\partial F(x)}{\partial x} & \dfrac{\partial F(x)}{\partial y} \\ \dfrac{\partial F(y)}{\partial x} & \dfrac{\partial F(y)}{\partial y} \end{pmatrix}$$

$$= \begin{pmatrix} (1-2x)\big[y(R_1 - R_2 - Q_3) + N - Q_1 - Q_2\big] & x(1-x)(R_1 - R_2 - Q_3) \\ y(1-y)(\omega_1 - \omega_2 - C_1 - C_2 - C_3) & (1-2y)\big[x(\omega_1 - \omega_2 - C_1 - C_2 - C_3) + M - P\big] \end{pmatrix}$$

$$(5-9)$$

令 $F(x) = 0$，$F(y) = 0$，可得五个动态均衡点：$O(0,0)$，$A(0,1)$，$B(1,1)$，$C(1,0)$，$D(x_0, y_0)$。$x_0 = \dfrac{P - M}{\omega_1 - \omega_2 - C_1 - C_2 - C_3}$，$y_0 = \dfrac{Q_1 + Q_2 - N}{R_1 - R_2 - Q_3}$，根据假设可知：$x_0 > 0$，$y_0 > 0$。

5.1.3　基于 Stackelberg 理论的医疗资源共享模型建立

养老院策略的复制动态分析：根据式（5-1）可知，当 $x = 0$，1 或 $y = y_0$ 时，$\dfrac{\mathrm{d}x}{\mathrm{d}t} = 0$ 表示养老院选择是否同意实施"医养结合"模式的比例是稳定的；当 $y > y_0$ 时，$x = 1$ 是 ESS 均衡点；当 $y < y_0$ 时，$x = 0$ 是 ESS 均衡点。当 $y = y_0$ 时，所有 x 都为稳定状态。同理，根据式（5-2）得到当 $x > x_0$ 时，$y = 1$ 是 ESS 均衡点；当 $x < x_0$ 时，$y = 0$ 是 ESS 均衡点；当 $x = x_0$ 时，所有 y 都是稳定状态。

对于 x_0 和 y_0 进一步分析能够得出以下四种情况。

第一种情况是当 $0 < x_0 < 1$，$0 < y_0 < 1$，即 $\omega_1 - \omega_2 + M > C_1 + C_2 + C_3 + P$，$R_1 - R_2 + N + P > Q_1 + Q_2 + Q_3$ 时，医院选择实施"医养结合"模式后增加的总收益大于成本，养老院同意后的收益也大于投入的成本。由表 5-2、表 5-3 中的数据能够看出，系统出现了两个均衡点，$O(0,0)$ 和 $B(1,1)$。表明演化的结果如下：要么医院和养老院同时选择"医养结合"模式，要么二者同时都不选择"医养结合"模式。

第二种情况是当 $0 < x_0 < 1$，$y_0 > 1$，即 $\omega_1 - \omega_2 + M > C_1 + C_2 + C_3 + P$，$Q_1 + Q_3 < R_1 - R_2 + N < Q_1 + Q_2 + Q_3$ 时，医院选择实施"医养结合"模式后增加的总收益大于成本，养老院实施后的收益能够抵销投入的部分成本，无法抵销掉全部成本。此时的均衡点为 $O(0,0)$，演化的结果是医院和养老院都不会选择实施"医养结合"模式。

第三种情况是当 $x_0 > 1$，$0 < y_0 < 1$，即 $\omega_1 - \omega_2 + M < C_1 + C_2 + C_3 + P$，$R_1 - R_2 + N + P > Q_1 + Q_2 + Q_3$ 时，医院选择实施"医养结合"模式后增加的总收益小于成本，养老院同意后的收益大于投入的成本。演化的结果是 O（0，0），医院和养老院都不会选择实施"医养结合"模式。

第四种情况是当 $x_0 > 1$，$y_0 > 1$，即 $\omega_1 - \omega_2 + M < C_1 + C_2 + C_3 + P$，$Q_1 + Q_3 < R_1 - R_2 + N < Q_1 + Q_2 + Q_3$ 时，双方在实施了"医养结合"模式后增加的收益都无法全部抵销投入的成本，所以演化的结果是双方都不会选择实施"医养结合"模式。

上述的四种情况可以具体参照表 5 - 2 和表 5 - 3。

表 5 - 2 系统局部分析稳定结果

均衡点	Det（J）	Tr（J）
O（0，0）	$(N - Q_1 - Q_2)(M - P)$	$N - Q_1 - Q_2 + M - P$
A（0，1）	$-(R_1 - R_2 + N - Q_1 - Q_2 - Q_3)(M - P)$	$(R_1 - R_2 + N - Q_1 - Q_2 - Q_3) - (M - P)$
B（1，1）	$(R_1 - R_2 + N - Q_1 - Q_2 - Q_3)(\omega_1 - \omega_2 - C_1 - C_2 - C_3 - P + M)$	$-(R_1 - R_2 - Q_1 - Q_2 - Q_3 + N) - (\omega_1 - \omega_2 - C_1 - C_2 - C_3 - P + M)$
C（1，0）	$-(N - Q_1 - Q_2)(\omega_1 - \omega_2 - C_1 - C_2 - C_3 - P + M)$	$-(N - Q_1 - Q_2) + (\omega_1 - \omega_2 - C_1 - C_2 - C_3 - P + M)$
D（x_0，y_0）	U	0

注：$U = -\dfrac{(P - M)(\omega_1 - \omega_2 - C_1 - C_2 - C_3 - P + M)(Q_1 + Q_2 - N)(R_1 - R_2 - Q_1 - Q_2 - Q_3 + N)}{(\omega_1 - \omega_2 - C_1 - C_2 - C_3)(R_1 - R_2 - Q_3)}$。

表 5 - 3 不同情况下稳定性分析结果

结果〱情况	均衡点									
	O（0，0）		A（0，1）		B（1，0）		C（1，1）		D（x_0，y_0）	
	Det（J）	Tr（J）	Det（J）	Tr（J）	Det（J）	Tr（J）	Det（J）	Tr（J）	Det（J）	Tr（J）
情况一	+	-	+	+	+	+	+	-	-	0
	ESS		不稳定		不稳定		ESS		鞍点	

续 表

结果情况	均衡点									
	O (0, 0)		A (0, 1)		B (1, 0)		C (1, 1)		D (x_0, y_0)	
	Det (J)	Tr (J)	Det (J)	Tr (J)	Det (J)	Tr (J)	Det (J)	Tr (J)	Det (J)	Tr (J)
情况二	+	−	−	*	+	+	−	*	+	0
	ESS		鞍点		不稳定		鞍点		鞍点	
情况三	+	−	+	+	−	*	−	*	+	0
	ESS		不稳定		鞍点		鞍点		鞍点	
情况四	+	−	−	*	−	*	+	+	−	0
	ESS		鞍点		鞍点		不稳定		鞍点	

注：＊表示正负号无法确定。

根据表 5 - 2、表 5 - 3 中的数据可以绘制出四种情况下的演化路径图，具体如图 5 - 1 所示。由图 5 - 1 四种情况的演化可以分析出，第一种情况下的演化结果是不确定的，分析图 5 - 1 第一种情况也是非常具有意义的。

由图 5 - 2 可以看出，四边形 ABCO 可以划分成为两个部分，右上角的部分为 ABCD，如果初始状态落在该部分的时候，会使演化结果更倾向于朝着均衡点 B (1，1) 的方向发展，也就是说此种情况下的医院是选择"医养结合"模式的，同时养老院也是同意开展该模式的；左下角的部分则为 ADCO，如果初始状态落入这个区域，演化的结果朝着 O (0，0) 方向进行的概率就会增大，因此医院和养老院在对待"医养结合"这件事情上的态度都是不同意开展。从数学的角度出发，如果四边形 ABCO 的面积变大，那么落在此区域的初始比例也就增大，进而出现均衡点 B (1，1) 的概率也会相应地增大。我们可以通过分析四边形的面积变化情况来研究演化路径，通过找出影响面积的因素作为分析影响演化结果的因素。四边形 ABCO 的面积可以用如下的公式进行表示：

$$S_{ABCO} = \frac{1}{2}(2 - x_0 - y_0) = \frac{1}{2}(2 - \frac{P - M}{\omega_1 - \omega_2 - C_1 - C_2 - C_3} - \frac{Q_1 + Q_2 - N}{R_1 - R_2 - Q_3})$$

$$(5 - 10)$$

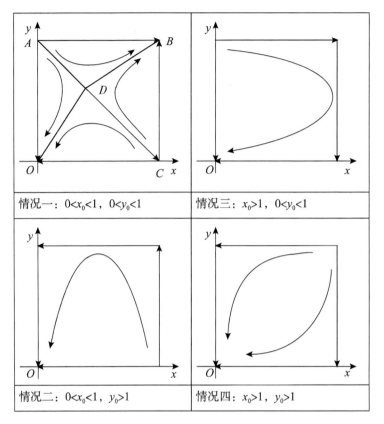

图 5 - 1 四种情况下的演化路径

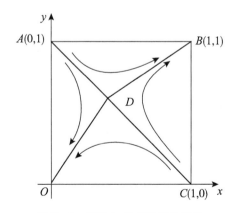

图 5 - 2 医院与养老院演化相位

影响四边形面积的因素也就是影响"医养结合"系统演化的因素,所以
进行以下分析。

①医院获得的收益 ω_1 越大，x_0 的分母就会增大，x_0 的值就减小了，由公式能够看出，四边形 $ABCO$ 的面积的大小会随着 x_0 值的减小而增大，上文中我们已经进行了分析，面积增大意味着演化结果更倾向于均衡点 B（1，1），医院和养老院双方都会选择开展"医养结合"模式。

②医院花费的管理费用 P 与政府给予的奖励 M 之间的差值越小，代入式（5-10）里进行分析可以看出，四边形 $ABCO$ 的面积变大，情形和上面相似，演化结果也是朝着均衡点 B（1，1）的方向进行，换句话说，医院和养老院双方选择开展"医养结合"模式的概率变大了。

③医院提供的后续服务成本 C_1，根据实际情况分析的话，医院是不愿意在患者转出医院以后继续提供服务的，因为后续服务的收益非常少，所以提供后续服务越多，服务成本越高，利润越少。将不同的服务成本的值代入式（5-7）中同样可以证明以上观点。

④发生的损失成本 C_2 以及风险成本 C_3，二者取值都会影响到 x_0 值的变化，并且四边形的面积会随着它们的减小而增大，演化的结果同样是医院趋向于选择"医养结合"模式，养老院也是趋向于同意开展此模式。

⑤养老院的收益 R_1 增加，y_0 的值会减小，由公式能够看出，四边形 $ABCO$ 的面积的大小会随着 y_0 值的减小而增大，由上文分析可知，面积增大意味着演化结果更倾向于均衡点 B（1，1），医院和养老院双方都会选择开展"医养结合"模式。

⑥养老院所花费的设施设备成本 Q_1 以及人力投入成本 Q_2 之和在与政府给予的奖励 N 做差时的值越小，由式（5-10）便可以看出，四边形 $ABCO$ 的面积越大，演化的结果更倾向于均衡点 B（1，1），也就是说医院选择"医养结合"模式的概率会变大，养老院同意开展"医养结合"模式的概率同样也会变大。

⑦风险成本 Q_3 同样也会影响 y_0 的值，风险成本越大，y_0 越大，由式（5-10）我们便能够看出，四边形 $ABCO$ 的面积大小会随着 y_0 值的增大而减小，上文中我们已经进行了分析，面积增大意味着演化结果更倾向于均衡点 B（1，1），所以降低 Q_3 有助于医院和养老院双方都选择开展"医养结合"模式。

5.1.4 演化博弈数值仿真分析

为了更加直观地分析医院和养老院对于"医养结合"模式选择的演化趋势，借助 MATLAB 软件对演化博弈模型进行数值仿真，在参数发生变化的时候进行仿真结果的分析。

首先对于模型的初始参数值进行如下设定：$x = 0.5$，$y = 0.5$，$\omega_1 = 800$ 万，$\omega_2 = 600$ 万，$C_1 = 50$ 万，$C_2 = 50$ 万，$C_3 = 40$ 万，$P = 80$ 万，$M = 40$ 万；$R_1 = 650$ 万，$R_2 = 400$ 万，$Q_1 = 150$ 万，$Q_2 = 100$ 万，$Q_3 = 40$ 万，$N = 125$ 万；$x_0 = 0.667$，$y_0 = 0.595$。

①初始比例影响演化结果。初始比例影响着演化达到均衡状态的时间，并且通过图 5 - 3 和图 5 - 4 能够看出，初始比例接近均衡点的情况下，达到稳定状态所耗费的时间短于比例不接近均衡点的情况下耗费的时间。并且通过改变医院选择"医养结合"模式的初始比例，即改变 y 值的大小，能够看出养老院的演化结果受到了影响，具体如图 5 - 3 所示；改变养老院选择"医

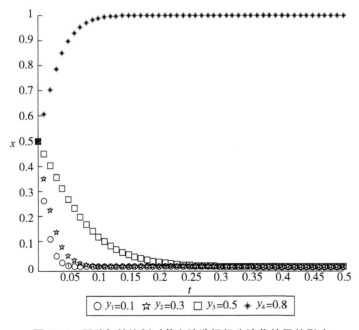

图 5 - 3 医院初始比例对养老院选择行为演化结果的影响

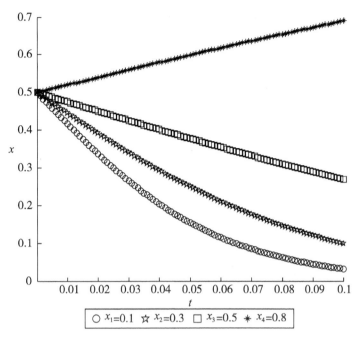

图 5 - 4   养老院初始比例对医院选择行为演化结果的影响

养结合"模式的初始比例,即改变 x 值的大小,能够看出医院的演化结果也受到了影响,如图 5 - 4 所示。

②政府给予的奖励 N 抵销养老院开展"医养结合"模式投入成本(主要是设施设备成本 Q_1 和高素质护理人员的投入成本 Q_2)的程度,影响演化结果。在这里用 L 表示抵销的程度,即 $L = N - Q_1 - Q_2$。调整差值大小的过程也就是在调节政府给予奖励的大小以及花费成本的大小,L 值越大,演化越趋于稳定状态。为了增大 L 的值,要么养老院降低自身在设施设备上的投入成本和高素质医护人员的投入成本,要么政府加大奖励力度。由图 5 - 5 可以看出,L 值越大,养老院越倾向于选择"医养结合"模式。

③政府的奖励 M 抵销医院选择"医养结合"模式投入的运营管理成本 P 的大小,影响演化结果。在这里用 G 表示抵销程度,即 $G = M - P$。由图 5 - 6 可以看出,G 值越大,证明政府给予的奖励越高,或者医院开展"医养结合"模式花费的运营管理成本越低,此时医院更倾向于选择"医养结合"模式。

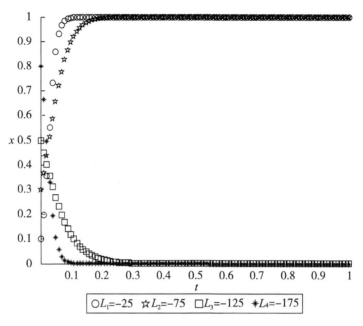

图 5-5　政府奖励抵销养老院投入成本程度
大小对演化结果的影响

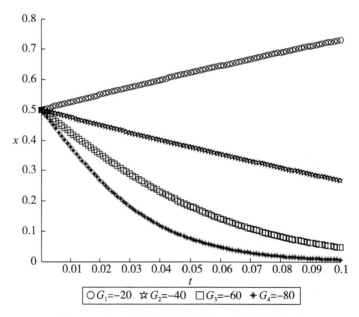

图 5-6　政府奖励抵销医院投入运营管理成本的
程度大小对演化结果的影响

5.1.5 对策分析

为了响应国家号召，积极推进"医养结合"模式，引导医院倾向于选择"医养结合"模式，养老院更愿意开展"医养结合"模式，给出以下几点建议。

对于医院来说，选择"医养结合"模式能够将一些患有慢性病的老年患者转移到养老院中进行后续的康复治疗，释放一些医疗资源来接纳更多的患者，获得更多的收益。但是医院为了开展"医养结合"模式就必须建立相应的"医养结合"团队。对此，医生资源和医疗器械资源的投入需要一定的运营成本以及管理成本，所以说医院有所顾忌。为了解决后顾之忧，可以通过在医院实施标准化的"医养结合"管理模式，对开展该模式的团队进行标准化管理，对团队的内部人员进行定期的培训，提前做好人员调度的规划，可以采用坐班制或者轮班制，避免出现医生资源闲置或者医疗资源浪费的现象，最大限度地实现标准化，尽可能地将管理运营成本控制在医院可以接受的范围之内。

对于养老院来说，为了能够达到开展"医养结合"模式的标准，必须在配套设施设备上有很大的投入，而且目前我国养老院的护理水平比较低，开展"医养结合"模式意味着需要聘用高素质的护理人员，此部分的成本也是不小的，对于本身收益就不是很多的养老院来说，初期投入这么大的成本同样有所顾虑，即使是后期收益可观，他们也不愿冒险。所以此时政府扮演的角色非常关键。政府采取后补贴政策，在养老院实施"医养结合"模式之后给予一定的补助，这种延迟补助的形式会让很多养老院在启动"医养结合"模式时就出现资金紧张的问题。因此，政府可以先对即将要开展"医养结合"模式的养老院进行考察，不光要考察设施设备，还要对养老服务水平以及医疗护理水平进行评估，通过综合分析对资金进行预估，然后提前将款项拨给养老院以提高养老院开展"医养结合"模式的积极性。除此之外，政府在"医养结合"模式的开展过程中扮演的角色是非常关键的，资金支持到位能够在很大程度上打消医院和养老院的顾虑，同时一些政策上的鼓励也会使二者开展"医养结合"模式的信念更加坚定。

由上面的演化分析结果能够看出，养老院对于高素质护理人员的投入成本制约着养老院选择"医养结合"模式的决策，因此国家应该重点投入养老服务人才的培养工作，将养老服务人才队伍的建设工作提上日程，通过培养大批次高素质的护理人才来降低开展"医养结合"模式过程中的人才投入成本。国家应以为社会输送高质量养老服务人才为目的，在高等院校或者符合标准的职业院校增设相关专业，为养老院降低人员投入成本，让养老院更倾向于选择"医养结合"模式。

养老院在设施设备上的投入成本也是制约养老院选择"医养结合"模式的因素之一，所以降低此方面的成本对于养老院选择"医养结合"模式的积极性有很大的促进作用，所以建立医院及养老院的合作机制，实现医疗资源共享非常有必要。为了最大限度地降低养老院的设施设备投入成本，除了购进一些每日必需的检查设备，医院还可以根据自身实际情况，在就诊患者数量不多的时候为养老院患者提供检查服务，这样既提高了医院医疗资源的使用效率，又降低了养老院的投入成本。

本书将研究的重点聚焦在"医养结合"模式参与方（即医院和养老院）的交互行为上，通过建立"医养结合"的演化博弈模型，对演化路径以及均衡点进行分析之后给出相应的对策建议。但是本书研究的结果以及建议仅针对机构型的"医养结合"模式，为了增强研究的适用性，笔者将会在接下来的工作中对于居家型"医养结合"模式进行相应的研究。

5.2 居家养老服务传递过程中隐性知识转移问题研究

5.2.1 问题描述

党的十九大报告指出，积极应对人口老龄化，构建养老、孝老、敬老政策体系和社会环境，推进"医养结合"，加快老龄事业和产业发展。随着银色浪潮的袭来，我国老龄化速度逐渐加快，养老需求量逐年增加的同时，多样性及个性化服务需求与日俱增。出于传统的养老机构有违中华民族传统的养老观念、成本较高等原因，传统养老机构不能满足老年人对于养老的需求。居家养老的出现为老年人的晚年生活带来了福音，受到了老年人的青睐，也得到了社会的关注与认可。信息技术的高速发展、互联网技术的广泛应用以及对人工智能的深入研究，都加快了大数据时代的发展，同时也为居家养老服务的发展创造了更加良好的环境，提供了越来越多的便利条件以及先进精准的运营手段。老年人可以舒适地坐在家中，体验着信息科技带来的便利，享受着居家养老服务。在居家养老服务传递的过程中，要想更加精准地为老年人提供符合他们心理预期的服务，需要照护人员更为精准、全面地了解老年人的需求，同时注重知识在养老服务传递过程中的转移，特别是隐性知识的转移、积累与共享。因此提高隐性知识在居家养老服务传递过程的转移效率是一个极具研究价值的问题。

5.2.2 居家型养老服务传递过程

在上门服务日益火爆的今天，居家型养老在社会养老中占有重要地位。所谓的居家型养老是指以家庭为核心、以社区为依托、以专业化服务为依靠，为居住在家的老年人提供以解决日常生活困难为主要内容的社会化服务。这种以家庭为单位的养老模式能够为老年人提供生活照料以及医疗服务，同时还可以给予老年人精神上的慰藉，减轻老年人的孤独感。随着养老产业的不断发展，近些年涌现出了多种居家养老模式，如"集中型"居家养老模式、"普惠型"居家养老模式等，但是究其本质可以发现，他们所提供的居家养老服务都遵从以下两种方式：一种是由专业服务人员亲自到老年人家中，提供到家养老服务；另一种是在社区建立日间照料中心。

国内学者秦远建、邵红玲在总结前人研究的基础上，将服务传递的概念进一步细化：服务传递就是一个过程，在这个过程中服务提供方将服务传递给服务接受方用来满足接受方的服务需求。对于居家养老服务中心来说，为老年人提供最优质的养老服务，得到老年人的认可是其最终目的。因此要重点监管居家型养老服务传递的过程，对于服务传递的各个环节都要做好优化，避免出现时间以及信息的滞后。本书根据居家养老服务的两种不同形式分别分析了两种服务传递的过程。第一种是到家式居家养老服务模式，其传递的主体主要包括前台的服务人员（包括负责预约、咨询居家养老照护服务以及回访服务质量的客服人员，负责接待到中心接受服务的老年人的接待人员，以及负责前台事务的管理人员等）、提供居家养老照护服务的专业人员以及发送居家养老照护服务需求的老年人。传递过程是从老年人向前台服务人员发出请求开始，到前台服务人员将需求传递给专业照护人员，专业照护人员再将照护服务提供给老年人，最终老年人将服务体验（感知满意度）直接反馈给专业照护人员或者反馈给前台服务人员的一个闭环过程。第二种是日间照料式居家养老服务模式，这种模式的主体主要有专业照护人员、老年人以及相关负责人。服务传递过程主要就是老年人在日间照料中心向专业护理人员提出照护需求，日间照料中心的专业照护人员会为其直接提供照护服务，老年人会将服务的体验（感知满意度）直接反馈给照护人员，或者将一些特殊情况体验反馈给中心相关负责人，具体的传递过程如图 5-7、图 5-8 所示。

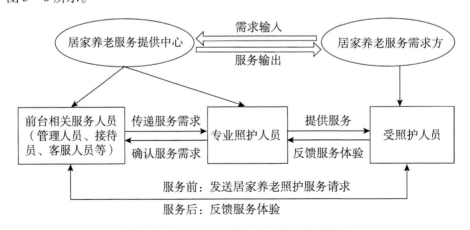

图 5-7　到家式居家养老服务模式传递过程

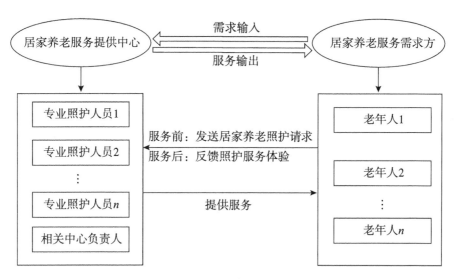

图 5 - 8　日间照料式居家养老服务模式传递过程

5.2.3　居家型养老服务传递过程中的知识分类

居家型养老服务传递过程和所涉及的知识分类与其他服务传递过程中的一样，都可以分成两大类，即显性知识和隐性知识。

按照隐性知识价值可以将其分为真隐性知识和伪隐性知识，居家型养老服务传递过程中的隐性知识指的是真隐性知识，主要从以下三个方面进行分析。前台服务人员传递给专业照护人员的信息受到自身价值观以及处世态度等隐性知识的影响，可能在服务需求开始传递的时候，隐性知识的转移就已经开始对整个环节产生作用；对于专业照护人员来说，长时间从事照护服务积累下来的经验就是隐性知识，这些经验的获取、交流以及共享的效果，都会对整体服务质量水平产生一定的影响；对于提出服务需求的老年人来说，本身的生活方式以及个人价值观等隐性知识，同样会影响其接受服务的感知满意度，这部分的隐性知识如果得到传递，可以帮助专业照护人员提升自身的知识积累量。另外，了解老年人的隐性知识还能够帮助专业照护人员更有针对性地为老年人提供满足他们心理预期的个性化服务，提高老年人对于照护服务的感知满意度。

居家型养老服务传递过程中的隐性知识主要指的是护理人员常年积累下

来的经验、相关管理人员常年积累下来的经验、接受照护服务的老年人的隐性需求以及通过电子健康档案挖掘到的一些隐性知识等。

5.2.4 居家型养老服务传递过程中隐性知识的转移过程

隐性知识的转移主要发生在居家型养老服务传递人员的接触过程中，因此知识转移也发生在以下过程当中：老年人与前台服务人员之间的接触过程，前台服务人员之间的接触过程，前台服务人员与专业照护服务人员的接触过程，专业照护人员之间的接触过程，专业照护人员与老年人的接触过程以及老年人之间的接触过程。根据服务接触的主体不同以及两种不同形式的居家型养老模式能够得出如下两种隐性知识转移链的模型，如图 5 - 9 和图 5 - 10所示。

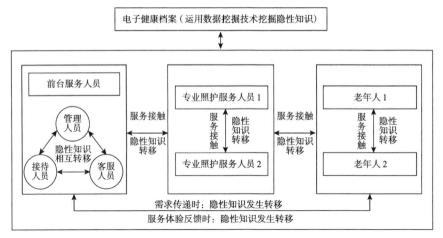

图 5 - 9 到家式居家养老服务模式隐性知识转移链

互联网医疗的快速发展，为居家型养老服务的发展提供了很多便利条件。在大数据时代背景下，通过互联网以及人工智能的应用可以实现对老年人生活状况的实时监控。安装在家中的智能监测终端设备对老年人的起居生活以及健康状况的数据进行实时记录，通过互联网传递到云服务器上，这样居家型养老中心就可以为老年人建立自己的健康档案，运用深度学习以及数据挖掘技术实现对老年人身体健康数据的处理，从更加复杂的层次实现对于隐性知识的挖掘、传递以及共享。

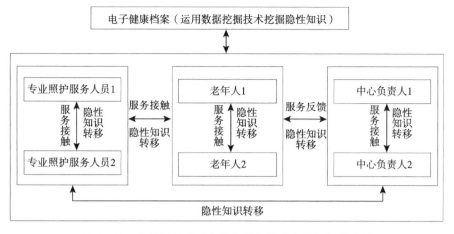

图 5 - 10　日间照料式居家养老服务模式隐性知识转移链

5.2.5　居家型养老服务传递过程中隐性知识转移的影响因素分析

居家型养老服务传递过程中，知识转移的主体可以归结为知识的生产者、知识的消费者以及知识的分解者，知识在转移过程中形成一个闭环转移链，并且转移的效果受到外界环境的影响，各个主体之间以及主体与外界之间都会有互动，因此可以从知识生态的角度来分析居家养老服务传递中知识转移的过程及影响因素。知识生态的概念是由乔治·波尔在其文章中提出来的。随着对知识生态系统研究的不断深入，越来越多的学者也阐述了自己的观点。宫平从知识生态系统层次划分的角度进行了研究，分别给出了纵向划分后的三个层次以及横向划分后的三个层次。詹湘东、王保林从知识生态的视角出发，研究了知识生态作用于都市圈创新系统之间的关系。龙跃等基于生态演化的视角，运用博弈的方法研究了 R&D 联盟中知识交互行为。王旖旎、郑彦宁以互联网为背景，研究了在互联网环境下的知识生态的模型。

居家养老服务传递过程中隐性知识转移共分为三个阶段，即提出知识需求，隐性知识转移以及隐性知识的吸收再创新。在构建居家养老服务传递的知识生态系统模型时，要充分考虑知识主体因素，知识环境（内部知识环境、外部知识环境）以及知识生态链等因素。从知识生态的角度进行分析，影响居家养老服务传递过程中隐性知识转移的因素主要分为四个部分，即知识因素、知识主体因素、知识生态链因素以及知识环境因素。结合居家养老服务具体的传递过程进行分析可以得到以下内容。

5.2.5.1 知识因素

根据知识被转移、编码的难易程度以及模糊程度将知识分为了隐性知识和显性知识，在这里我们主要研究的是养老服务传递过程中隐性知识的转移。决定隐性知识模糊性强弱的是隐性知识的内隐性，内隐性的强弱影响着隐性知识转移的效果。居家养老服务过程中的隐性知识可以分为生活方面的隐性知识以及工作方面的隐性知识。对于前台服务人员以及专业照护人员来说，他们所拥有的隐性知识在居家养老服务过程中表现在生活和工作两个方面。工作方面的隐性知识主要包括在长期的服务过程中积累下来的一些工作经验、技巧等，同时也会表现在他们为老年人提供服务时的态度，比如，前台服务人员是否有能向老年人耐心地介绍中心的居家养老服务并让老年人放心地选择照护服务的能力；专业照护人员为不同的老年人提供服务时，能否根据实际情况提供个性化服务，这也体现了员工平时积累的经验是否丰富。生活方面的隐性知识主要体现在人生观和价值观等，很多时候，养老服务得不到良好的反馈是因为老年人与专业照护人员之间以及老年人与相关服务人员之间存在认知方面的差异，阻隔了隐性知识的传递。对老年人来说，隐性知识主要体现在生活方面。在服务传递的过程中，老年人的需求有一些被很好地表达，有一些可能需要"意会"，如果这部分的需求没有被准确地"意会"，最终提供的服务没有达到老年人的心理预期，就会降低老年人的感知满意度。由于隐性知识的特殊性，这些服务人员的经验、技巧等同老年人的人生观、价值观和处世的态度等一样难以编码、转移以及共享。

5.2.5.2 知识主体因素

从图5-11来看，居家型养老服务系统中知识的主体主要有知识的生产者、知识的消费者以及知识的分解者，他们分别是由前台服务人员、专业照护人员以及有服务需求的老年人扮演，并且这些知识主体之间往往具有多重身份。

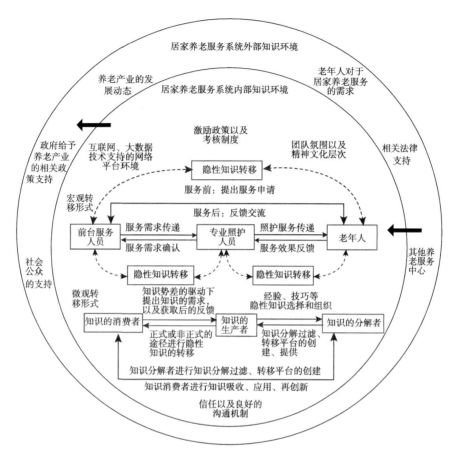

图 5 – 11 知识生态视角下居家型养老服务传递中隐性知识转移模型

（1）前台服务人员

在居家型养老服务传递过程中，前台服务人员主要可以分为三类，即管理人员、接待人员以及客服人员，他们从事着不同的工作，但是同样扮演着知识的生产者、知识的消费者以及知识的分解者角色。前台的接待人员主要从事的工作就是接待那些到服务中心接受服务的老年人或者他们的家属，在接触的过程中会了解到一些老年人的生活喜好以及性格特点，获得相关的隐性知识；客服人员除了接待咨询工作以外还有回访反馈工作，在与来访者以及回访者的接触过程中获知养老服务需求以及服务质量情况；管理人员由于工作的性质会接触到老年人和其他服务人员，获取的隐性知识渠道更加广泛。

（2）专业照护人员

专业照护人员在居家型养老服务系统中扮演的角色很重要，因为最终的服务接触发生在专业照护人员和老年人之间。专业照护人员隐性知识的积累就是从接受照护服务的老年人的一次次接触中获得的。除此之外，专业照护人员之间也会有所接触，也会出现隐性知识的转移。在此过程中这些专业的照护人员同样扮演着知识的生产者和知识的消费者角色。

（3）老年人

老年人在居家养老服务中扮演着服务接受者的角色，在接受照护服务的过程中，老年人的价值观、处世的态度等都会影响专业照护人员的服务行为，也会传递给照护人员一些隐性知识，这些都有助于专业照护人员积累经验，提高从业素质。同时，老年人也会通过反馈环节将服务的质量以及自身的需求传递给前台服务人员，这会帮助他们更加细致地了解老年人。

由于居家养老服务系统中的前台服务人员、专业照护人员以及老年人并不是单纯地扮演知识生产者、知识的消费者以及知识的分解者中的一个角色，所以他们会影响整个知识转移的过程，他们自身可能就是知识的生产者和消费者，他们自身的转移意愿以及接受能力决定着隐性知识从转移开始、接受到结束的过程是否能够成功，也决定着居家养老服务中知识转移能否成功。

5.2.5.3 知识生态链因素

在居家型养老服务传递的过程中，隐性知识转移的途径有很多种，通常把这些转移途径叫作知识生态链。知识生态链的稳定性决定了知识转移的效率以及效果，通常情况下影响知识生态链稳定性的因素有居家养老服务系统中参与主体的数量、主体之间接触的频率以及各主体所处的位置等。转移的途径通常情况下有两种，即正式的转移和非正式的转移。正式的转移包括对前台服务人员以及专业照护人员进行的定期培训、经验交流大会以及一些书面性质的总结等，在交流与学习当中，前台服务人员之间、专业照护人员之间以及前台服务人员和专业照护人员之间会对隐性知识进行交流和共享。非正式的转移主要通过服务人员之间私下里相互的接触交流以及服务人员和老年人之间的接触、聊天等。如果参与主体数量过多，接触的频率不高，交流比较少则会影响到知识生态链的稳定性，使隐性知识得不到很好的传递，进而影响居家养老服务传递中隐性知识的转移效率和效果。

5.2.5.4 知识环境因素

知识环境的因素同样影响着居家养老服务传递中隐性知识的转移过程。居家型养老服务传递系统的知识环境可以分成外部的知识环境以及内部的知识环境。

外部的知识环境主要包括养老产业的发展动态，政府对于推动养老产业的支持政策，颁布的关于养老产业的法律规定，以及老年人对于居家养老的需求情况等。从宏观层面讲，这些环境因素决定着养老产业的发展走向，从微观层面说这些外部的环境因素同样决定着居家养老服务传递中隐性知识的转移情况。

内部的知识环境包括以下几方面：首先，服务人员之间的信任以及服务人员与老年人之间的信任，这是隐性知识能够实现共享、转移的内在条件。如果服务人员之间缺乏信任，那么就失去了隐性知识转移的动机，很可能出现隐性知识无法传递或者转移错误的情况，如果服务人员与老年人之间缺乏信任，在服务开始就没有摆正态度，那么对服务质量的反馈、知识的转移就会出现问题。其次，信息技术平台非常重要，在互联网、大数据时代，如果不能搭建有效的信息平台，会严重影响到服务传递的质量以及隐性知识转移的效果。对于服务人员，他们之间的交流及沟通可以通过微信或者腾讯QQ来进行，但是这些信息化的产物对于老年人来说太难了，既要实现居家养老服务中心的信息化、智能化，又要让老年人能够接受并参与进来，可以说是一项比较大的挑战。除此之外，对服务人员的激励政策等作为内部的知识环境因素同样影响着隐性知识的转移效果。最后，居家型养老服务中心的文化氛围以及服务人员的工作环境同样重要，良好的企业文化氛围有助于企业中员工的知识转移。如果居家养老服务中心的文化氛围不好，并且服务人员和老年人活动的环境非常差，满足不了他们的最基本需求，将严重影响到隐性知识的转移。

5.2.6 居家型养老服务传递过程中隐性知识转移效率的提升策略

经过了对居家型养老服务传递过程、传递过程中隐性知识分类以及影响传递过程隐性知识转移的影响因素的介绍与分析之后，本书将给出以下提升居家养老服务传递中隐性知识转移效率的具体策略。

5.2.6.1 提高服务传递中隐性知识的质量

从知识因素视角出发，对于居家型养老服务传递过程中的隐性知识应该给予一定的监管，确保转移的隐性知识都有利于居家养老服务传递系统的有效运行，对于一些容易情绪化的员工的监管应该更严格一些，保证他们能够对服务接受者作出比较客观的评价，进而使获得的隐性知识是客观的、全面的，从源头上保障隐性知识的质量。

5.2.6.2 充分发挥各个知识主体以及主体间的相互作用

通过从知识生态视角分析居家型养老服务传递过程，发现知识主体因素影响居家养老服务传递过程中隐性知识的转移效率，特别是对于服务人员来说，他们在知识主体因素中又扮演着比较核心的角色，所以通过制定服务人员的相关规章来降低知识主体因素对于隐性知识转移效果的影响是非常有必要的。

（1）前台服务人员的具体规章

虽然前台服务人员和专业照护人员在隐性知识转移的过程中都扮演着非常重要的角色，但从居家型养老服务传递的过程来看，专业照护人员完成了与老年人接触并且提供服务的最后一个环节，在隐性知识转移的过程中处于比较核心的位置，所以要充分发挥专业照护人员核心位置的优势，发挥他们传递隐性知识的联动作用，带动其他服务人员的认同感，提高隐性知识转移的效率。与此同时，无论是前台服务人员还是专业照护人员，他们承担着知识的生产者、知识的消费者以及知识的分解者多重身份，所以要优先提高他们对隐性知识转移的认可意识，然后积极主动地将自己的经验技巧等隐性知识进行交流、共享。所以可以从两个方面进行：一方面是对积极主动参加隐性知识交流活动的服务人员给予一定的奖励，可以以奖品或者薪金等形式发放；另一方面，对于表现优异的服务人员要树立他们模范标兵的形象，并授予荣誉称号，组织开展相应的学习活动，让他们在活动中与其他服务人员交流经验。

（2）老年人的具体要求

由于老年人群体具有一定特殊性，并且申请居家养老服务的老年人多数情况下都是失能或者半失能状态，他们长期承受着身体不便带来的痛苦，所以更需要被关心，更需要被照顾。除此之外，他们是居家型养老服务传递的末端环节，也是整个服务的受体，在与服务人员的接触过程中会与自己心里的预期服务质量相比较。一个经验比较丰富的照护人员更容易察觉老年人一些细微的变化并获得老年人的隐性知识，从而抓住其隐性需求。但前提是老年人要足够信任提供服务的服务人员以及服务机构。因此服务人员除了要提供一些老年人申请的服务以外，还应该多与他们沟通，获得及时的反馈并挖掘老年人隐性需求。居家养老服务中心应该定期对服务过的老年人进行回访，可以在中心举办一些文艺活动或者益智类比赛，如文艺晚会、象棋比赛等，让老年人充分感受到这不仅是一个养老机构，还是一个充满温暖的大家庭。同时，还应该定期为失能以及半失能的老年人提供一些免费上门的服务，让他们认可服务人员，认可服务中心，这样便能形成良好的信任沟通机制，老年人会更加积极主动地将自己的需求传递出去。

5.2.6.3 营造良好的隐性知识转移的氛围

降低知识环境因素以及知识生态链因素对于居家养老服务传递中隐性知识转移的影响效果，应从居家养老服务中心的角度给出应对策略。首先，居家养老服务中心除了为服务人员以及老年人营造一种温馨舒适的工作和活动环境，还更应该注重养老服务中心文化的建设，为服务人员之间以及服务人员和老年人之间的知识转移提供一个良好的文化氛围。其次，要紧跟国家的政策导向，实时把握国家宏观发展的新局势，将国家颁布的养老服务的相关法律条文、支持政策等纳入服务人员的培训学习中，让服务人员对外部知识环境有一个把控，从更深层次认识到进行隐性知识转移的必要性。再次，多组织服务人员进行交流学习，对于在隐性知识转移方面表现突出的服务人员给予嘉奖，发挥榜样的力量，提高服务人员对于隐性知识转移的积极性。除此之外，养老机构还应该注重网络平台等硬件基础设施的建设，充分利用互联网以及大数据带来的便利。要加强对于电子健康档案的管理，充分运用数据分析以及数据挖掘技术对老年人上传的电子健康数据进行分析，尽可能多地获取隐性知识，了解老年人的隐性需求。最后，保证知识生态链的稳定性，一项服务需求的传递由尽可能少的主体来承担，减少隐性知识解码错误的风险，提高隐性知识的转移效率。

5.3 本章小结

"医养结合"模式的有效开展对解决我国日益突出的人口老龄化问题具有很强的现实意义，我国政府对于此项工作也是非常重视，颁布出台了一些优惠政策来积极鼓励并且引导医院和养老院将"医养结合"模式运用到实践中来，并对那些开展"医养结合"模式的机构给予一定的资金奖励。然而，从我国"医养结合"模式的发展现状来看，仍然存在很多问题，还未达到预期效果，医院和养老院在使用"医养结合"模式上仍存有一些顾虑，所以开展的情况并不理想。本章主要研究了医院和养老院在有限理性前提下的选择行为演化，对于医院和养老院的收益影响因素进行总结分析，构建了选择"医养结合"模式行为的收益矩阵和复制动态方程，分析了医院和养老院不同行为策略的演化稳定性，博弈的演化路径，最终运用仿真软件 MATLAB 进行数值的仿真。通过研究可以发现，医院为开展"医养结合"模式所花费的成本，养老院购买设施设备的成本和高素质医护人员的投入成本，以及政府给予医院和养老院的政策奖励等都会对演化结果产生一定的影响。

居家养老服务是健康中国战略驱动下的养老产业发展的必然趋势，也是互联网大数据时代下满足我国日益增长的多元化养老需求的必然选择。本章在诠释了居家养老服务传递过程及传递过程中的知识分类的基础上，从知识生态的角度分析了居家养老服务传递过程中隐性知识转移效率的影响因素。而且在充分分析影响因素的基础上，从服务人员、老年人以及居家养老服务中心三个方面给出提升居家养老服务传递中隐性知识转移的策略，以期提高居家养老服务传递过程中隐性知识的转移效率及效果，实现居家养老服务质量的进一步提升。

6

社区居家养老服务供应链服务质量提升策略研究

6.1 社区居家养老服务概述

6.1.1 社区居家养老服务概念

（1）社区

"社区"这一定义最早由德国社会科学家滕尼斯提出，他在定义中指出了"社区"包含的三个因素。首先是地域范围，社区必须是在一定的地域范围之内，不可没有边界；其次是一定范围内组成成员的界定，也就是说"社区"内的成员必须具有相同或者相似的价值观或者利益取向；最后是"社区"的实质内容，它是一种社会关系，一种在社会交往中形成的成员与成员之间的关系。

（2）社区居家养老

所谓的社区居家养老服务，就是在依托社区的前提下，依靠政府给予的财政支持以及社会提供的帮助，为社区内的老年人提供上门居家服务或者让其享受社区的日间照料服务的一种养老模式。它不同于我国传统的家庭式养老以及机构型养老。社区居家养老服务的提出缓解了我国老龄化进程加快而带来的养老问题，备受社会以及老年人的青睐。

6.1.2 社区居家养老服务主要内容

随着我国老龄化进程的加快，老年人口基数越来越大，大量的养老服务需求急需解决，社区居家养老服务凭借自身的优势和特点，得到了社会的广泛认可，在我国多地推行。居家养老服务可归为以下四类。第一类，生活照料服务。这部分的服务主要集中在解决老年人的日常生活问题，包括解决老年人饮食的问题，即为老年人提供助餐服务，为老年人提供健康可口的饭菜；解决老年人个人卫生问题，为老年人提供助浴服务……为老年人提供一些日常照料服务，以解决生活中的基本生理问题。第二类，医疗护理服务。我国大力推行"医养结合"模式，因此在提供社区居家养老服务的过程中，医疗护理服务占据着非常重要的角色。社区居家养老服务中的医疗护理服务主要包括老年人去医院进行检查时的陪同就医服务，还有一些老年人扭伤、划伤等比较基础的医疗护理服务或专科医疗服务等，多数服务都起着应急救护以及后期护理的辅助作用。第三类，精神慰藉服务。孤独感是一种现代社会常见的情绪，老年人对于外界的刺激更加敏感，孤独感使他们更加脆弱，心理承受能力更低。精神慰藉服务包括老年教育服务、陪同聊天服务以及法律咨询服务等，服务的提供者能够帮助老年人意识到自己是在群体之中，进而缓解心里的孤独感。第四类，文化娱乐服务。这类服务主要是丰富老年人的生活，让他们在生命的后期持续感到自己的价值，让他们有机会寻找或继续坚持自己的兴趣爱好，具体包括棋牌活动、书画活动以及文艺活动等，让老年人在参与活动的过程中保持一个积极向上的生活态度。从马斯洛需求理论来看，以上四类服务的内容基本上满足了老年人生理需求到自我实现的需求。社区居家养老服务内容具体如图 6-1 所示。

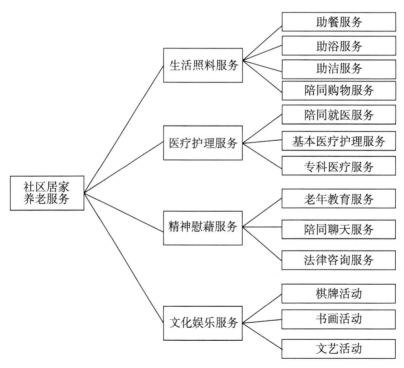

图 6-1 社区居家养老服务内容

6.1.3　社区居家养老服务主要特点

不同于传统的家庭式养老以及机构型养老，社区居家养老服务凭借其能整合养老资源、最大限度地满足老年人的养老需求等优势备受社会青睐，综合分析其特点包含如下内容。

（1）服务种类和内容的多样性

为了能够最大限度地满足社区内老年人的养老需求，社区居家养老服务种类呈现出多样性，虽然主要包括生活照料、医疗护理、精神慰藉以及文化娱乐这四大类，但生活照料服务又包括助餐服务、助洁服务、助浴服务等多项服务，所以细分出来的服务种类有几十种。除此之外，即使同一种服务，由于受到老年人的生活习惯及地域文化差异等外在因素的影响，服务的内容也不尽相同，比如，同样是助餐服务，有些老年人对时间有要求，有些老年人对口味有要求，相同的饭菜，不同的老年人感觉也不一样，所以促使了服务内容多样性。

（2）服务方式的多变性

由于受到老年人需求不确定性和行为多变的影响，他们对于服务方式的选择也是不确定的。既可以选择上门服务，也可以选择到日间照料中心去接受服务，还有可能因为中途发生了某些情况而临时取消或者更改服务方式，这充分体现了社区居家养老服务方式的多变性。

（3）服务的差异性

服务种类的多样性是为了尽量满足老年人服务需求的差异性。不同性别、不同年龄、不同身体健康状况以及不同文化水平使老年人的服务需求具有很强烈的差异性，并且不同性别、不同年龄、不同专业培训水平和不同服务经验的护理人员同样使得提供的服务质量不一样，存在明显的差异性。

6.2 社区居家养老服务供应链概述

6.2.1 社区居家养老服务供应链的定义

随着生活水平的提高，人们对于生活质量的要求也是越来越高，能够为人们提供便利并且相对专业化服务的行业日益发展起来。在服务业逐渐走向繁荣的过程中，服务供应链也逐渐受到了人们的重视，近些年，对于服务供应链的研究也在不断地深入。服务供应链在不断得以丰富的同时也被广泛地应用到各个服务领域，社区居家养老服务供应链的出现使得服务供应链的理论进一步深化。

目前对于服务供应链的定义大致可以分为三大类。第一类以 Dirk de Waart 和 Kemper 为代表，他们在定义服务供应链的时候，突出强调服务的普遍性，即没有单独考虑服务的特殊性，仅将服务当成产品制造过程中的某一个要素，并没有将其单独作为一个系统去研究；第二类以 Ellram 等为代表，他们主要是将服务供应链定义在相应的服务过程当中，结合特定的服务业构建出适应其自身的服务供应链定义，或者构建出相应的服务供应链模型；第三类以国内学者宋华、于亢亢为代表，这一类学者凸显出服务在供应链运作中的重要性，将服务本身看作供应链流程中的关键因素。

对于社区居家养老服务供应链的定义，笔者更倾向于在上文中提到的第三类服务供应链的概念上做引申，社区居家养老服务供应链就是将养老服务这一产品作为供应链上的关键因素，服务集成商通过整合供应商的服务资源实现社区居家养老服务供应链服务质量最大化的目标。比如，在社区居家养老服务提供过程中，首先要从老年人的需求出发，当老年人有养老服务需求时，服务需求会传递给服务集成商（社区居家养老服务中心或者第三方组织机构），集成商通过整合老年人的需求将老年人需求传递给服务供应商（提供服务的护理人员），服务供应商为老年人提供上门服务或者到社区的日间照料中心为老年人提供服务，接受服务后的老年人会将服务体验反馈给服务供应商和服务集成商。在服务提供的过程中形成了老年人需求到服务集成商再到服务供应商,然后由服务供应商将服务提供给老年人的两级供应结构的社区居家养老服务供应链。

6.2.2 社区居家养老服务供应链运作模式

经过查阅相关文献以及实地调研得知,根据社区开发商性质以及居家老年人基本状况的不同,社区居家养老服务供应链的运作模式也不尽相同,大致可以分为以下四种。

(1)单一服务主体模式

所谓的单一服务主体模式就是社区居委会作为居家养老服务集成商的角色。社区居委会提供场地及设施,为社区的老年人提供日间照料的服务。同时,社区居委会在周边选择合适的服务供应商,让这些服务供应商入住社区,进而为老年人提供价格相对较低的服务,如图6-2所示。

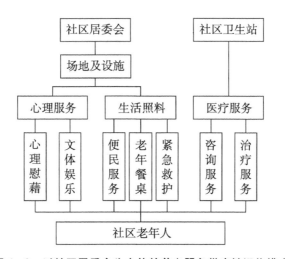

图6-2 以社区居委会为主体的养老服务供应链运作模式

此种模式的供应链中,能够充分调动并配置养老服务资源为社区老年人提供养老服务,但是当服务需求比较集中的时候,单一的服务供应商无法及时满足老年人大量又多样的需求,致使老年人服务体验较差,服务质量反馈的结果不好。

（2）社区购买模式

这种模式主要实现的是政府购买市场化的服务，然后将这些服务提供给老年人。例如，政府可以购买一个社区便民服务中心，这个中心在服务供应链中就充当起了服务集成商的角色，通过集成周边一些生活以及医疗服务供应商为老年人提供更加优质的养老服务。除了中心主动为老年人提供服务，老年人也会根据自身的需要向中心提出请求，中心通过寻找周边比较合适的服务供应商为老年人提供服务，通常提供服务的价格都会比市场价格稍低，如图6-3所示。社区购买模式相当于将一个社会化组织引入社区当中。从管理的角度来看，这种模式实现了"管办分离"，通过外包的形式去整合资源，有效提升了社区居家养老服务供应链的运作效率，但同样存在诸多的问题。例如，社区购买以后，服务主体并不是非常清晰，供应链竞争不够激烈，会出现所提供的服务质量无法得到保障的问题。

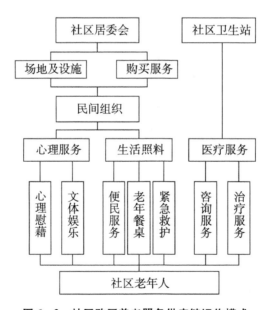

图6-3 社区购买养老服务供应链运作模式

（3）社区与企业协作模式

这种模式也是养老服务企业入驻社区，但并不是社区购买，而是以一种合作的方式进行。社区除了为养老服务企业提供经营场所，每年还会给予一定的补贴。即便有些社区不给予企业补贴，也会协助养老服务企业开展养老服务。同时养老服务企业也会为社区老年人提供相应的、免费的养老服务福利，针对一部分比较特殊的服务进行收费，如医疗护理、医疗急救等，如图6-4所示。

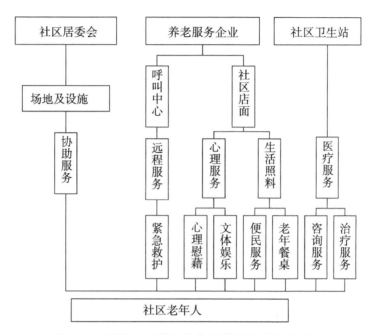

图6-4　社区与企业协作的养老服务供应链运作模式

这种模式是以合作为基础的，企业介入之后，整个养老服务供应链的信息化水平有所提高，并且以营利为目的的企业会尽可能充分地利用养老资源，这就使养老服务资源的整合能力进一步提升了。唯一的不足之处就是企业为了营利会在一些项目上收费，从目前的情况来看，收费标准制定的合理性会直接影响到老年人对服务的满意程度。

（4）社区开发商与居委会联合服务模式

有些社区属于企业、事业单位等开发建设，因此社区开发商有责任承担一部分社区的养老服务。除此之外，社区开发商还会给予老年人一定的生活补助并分担部分养老保险金，通常情况下，这样的社区不是开放式的，并不会有外来的养老服务企业入驻社区，都是封闭运营，如图6-5所示。

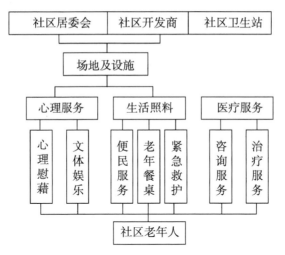

图 6 - 5　社区开发商与居委会联合服务模式

在这种模式中，虽然老年人会享受到一定的补贴待遇，但是由于缺乏竞争力，同样会出现资源整合力度不够的情况。

6.3　社区居家养老服务供应链概况及存在问题

6.3.1　社区居家养老服务供应链概况

为了更加清晰地描述社区居家养老服务供应链，本节先从社区居家养老服务的提供过程、社区居家养老服务供应链的参与主体以及社区居家养老服务供应链的基本结构进行详细介绍。

6.3.1.1　社区居家养老服务供应链主体参与者

社区居家养老服务供应链的主体参与者主要有能够给老年人提供相关服务的护理人员、社区居家养老服务中心以及老年人。将其归类之后不难发现，护理人员按照老年人的需求可以为老年人提供个性化的专业养老服务，具体的服务种类包括助餐类服务、助洁类服务、助浴类服务、康乐和精神慰藉类服务以及医疗类服务等，他们隶属于不同的人群或者服务提供机构，小到一个人、大到一个专业化团队或者机构都可以作为一项服务的提供者。例如，对于老年人修剪头发这一项服务，社区居家养老服务中心与一家大型的理发店保持着长期合作，由理发店中的理发师为老年人提供上门服务或者为白天待在社区养老服务中心的老年人提供理发服务，当老年人剪发的需求过多时，大型理发店的理发师不够，就会与一些信誉比较好的小型理发店合作，从供应链角度来说，这些理发的供应方就是我们所说的供应商，大型理发店属于一级供应商，小型理发店属于二级供应商。而社区养老服务中心整合的不仅是理发这一项服务，除了理发服务还有更多的关于护理服务以及医疗服务等专业化养老服务，所以这里的社区居家养老服务中心属于养老服务供应链中的集成商，老年人则属于服务的接受者。

6.3.1.2 社区居家养老服务供应链服务提供过程

在到家服务日益火爆的今天，社区居家养老在养老中占有主要地位。作为一种新型的养老模式，社区居家养老有别于传统的机构养老，老年人可以在家里享受由专业护理人员提供的养老护理服务。这种以家庭为核心的养老模式能够为老年人提供生活照料及医疗服务，同时还可以给予老年人精神上的慰藉，吸引他们参加文娱活动，减轻孤独感。根据社区居家养老的特点进行分析，社区养老服务中心提供服务的方式主要有两种：一种是由专业服务人员到老年人家中，即到家式居家养老服务；另一种是在社区建立日间照料中心，提供日间照料式居家养老服务。具体的服务提供过程如图 6-6 和图 6-7 所示。

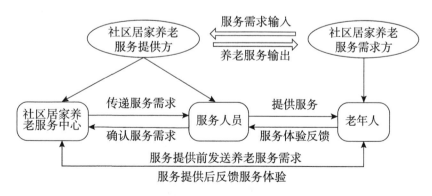

图 6-6 到家式居家养老服务提供过程

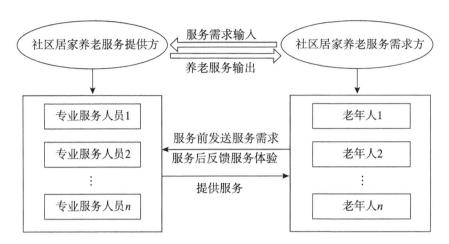

图 6-7 日间照料式居家养老服务提供过程

6.3.1.3 社区居家养老服务供应链基本结构

基于以上社区居家养老服务的传递流程以及参与主体的分析，结合社区居家养老服务供应链的特点，进一步分析其基本结构。从老年人群体角度出发，传统的产品需求较多，使他们在选择时具有比较强烈的随机性。同时该群体具有一定的特殊性，如身体状况堪忧、老年病多发等，也加剧了服务需求的不确定性。综合以上原因，社区居家养老服务供应链的链条结构不宜过长，在现实生活中应该尽量减少中间环节，实现社区居家养老服务供应链的精简高效。

为了能够满足老年人多样的服务需求，分散式的独立经营模式逐渐被集中式所代替。对于服务供应商来说，集中式的管理经营能够最大限度地满足老年人的服务需求，同时也便于集成商进行管理。因此，实际生活中的社区居家养老服务供应链中的服务集成商都是唯一的，基本上都是由社区居家养老服务中心来扮演这个角色，个别服务集成商也是由政府来扮演，或者是一些独立的第三方作为辅助。

上文已经对社区居家养老服务内容进行了总结分析，所以社区居家养老服务供应链中的服务供应商主要就是生活照料服务供应商、医疗护理服务供应商、精神慰藉服务供应商及文化娱乐服务供应商四大类，服务提供商满足一个以及多个老年人服务需求点，具体如图 6-8 所示。

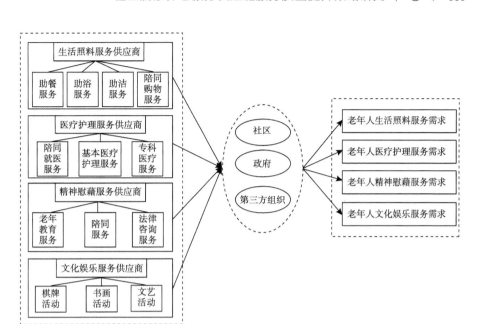

图6-8 社区居家养老服务供应链结构

6.3.2 社区居家养老服务供应链存在的主要问题

目前社区居家养老服务供应链存在主要问题就是服务质量没有得到有效的保证，具体表现在以下四个方面。

6.3.2.1 服务订单常有堆积

在实际对社区居家养老中心的访问以及调研中发现，订单堆积出现的情况高达50%以上。与产品供应链不同，服务供应链并没有库存变量，但是通过服务订单的堆积能够看出，社区居家养老服务供应链在实际的运作过程中存在一定的问题，这里的订单堆积包括服务供应商的订单堆积以及服务集成商的订单堆积，服务订单堆积是由服务供应商能够提供的服务需求量与集成商服务供给量之间的失衡造成的，在对其原因进行分析后不难看出，造成二者失衡的原因不仅有各节点企业在自身利益最大化驱使下夸大市场需求，还有信息在供应链各个节点的传递过程中出现了失真以及信息不对称，后者是更主要的原因。

6.3.2.2 服务订单处理能力不强

在养老服务供应链实际运作过程中由于受到老年人需求不确定性以及外

在因素的干扰，会出现订单延迟的情况，但是经常性的订单延迟对服务供应链管理的质量提出了预警。即便外在因素具有偶然性，偶尔发生订单延误实属正常，但是对于调研到的一些社区居家养老中心，无论是服务供应商还是服务集成商，延迟订单的情况经常发生，并且对于延迟后服务订单的处理不够及时，信息的来源渠道单一，流通受阻，影响了延迟后订单的调整能力。而调整需要时间，对于供应商以及集成商来说，为了能够及时处理延迟订单，调整的时间越短越好，但实际情况却是，供应商和集成商之间信息不对称，出现问题时，由于没有提前做好准备，调整时间会被拉长，从而影响调整能力。

6.3.2.3 集成商以及供应商工作负荷较大

正常情况下，无论是服务供应商的需求能力预测还是服务集成商的供给能力预测，任何一方在预测过程中出现问题，另一方为了匹配其服务订单的需求会尽可能调动一切资源进行满足，而信息不对称则在无形中增加了工作量，造成资源浪费。除此之外，无论是供应商还是集成商，工作负荷的加大也增加了工作人员的压力，在紧张高压的环境下错误率容易被提高，影响提供服务的质量，并且在对服务偏差以及错误的调整过程中，会浪费更多资源和时间，这样也会影响服务订单的整体处理能力。

6.3.2.4 老年人满意度不高

笔者在查阅文献以及走访一些社区居家养老服务中心的过程中发现，老年人对于社区居家养老服务并不是完全满意的。从访问的结果来看，接受社区居家养老服务的老年人分为有自理能力的老年人以及失能或者半失能的老年人。绝大多数的老年人对于养老服务需求的满意度是给予肯定的，但是也有一部分老年人认为自己接受的服务与预期的服务之间有偏差，还有一些老年人认为接受服务的过程中及时性较差，不能实时看见自己订单的传递情况，影响了服务的体验。

在对此进行分析总结后能够看出，以上问题的出现影响了社区居家养老服务供应链服务质量，因此要有效解决好这些问题。

6.4　基于 SD 社区居家养老服务供应链服务质量模型构建

在对社区居家养老服务供应链服务质量方面存在的问题进行分析之后，本书充分考虑了影响社区居家养老服务供应链服务质量问题的几方面因素，在构建社区居家养老服务供应链服务质量模型的同时将上文中提到的问题提炼后也引入模型当中，通过分析订单的堆积情况、目标处理能力、订单的处理能力、工作负荷以及老年人需求订单满意率的变化情况，分析社区居家养老服务供应链服务质量的高低情况。

6.4.1　建模的原理和目的

6.4.1.1　建模的原理

①系统动力学应用的一大特点就是具有反馈机制，在建模的过程中要充分考虑到系统具有反馈的特性。为了让模型更加清楚地描绘出系统的真实情况，要求建立的模型不仅要让系统的相关结构与事实相一致，还要让系统的功能与实际相统一。

②构建模型之初一定要明确方向，首先应该知道建立模型的真实目的，即我们建立模型有什么特殊的目的，为什么建立这个模型；其次要知道我们建立的模型应用到实际的生产生活中会解决哪些问题；最后就是抓住解决问题的关键，建立起动态的反馈过程，使模型最终能够输出有助于解决问题的政策建议。

③建立的模型不是一成不变的，有时候为了使仿真过程得以实现或者建立的模型更能体现系统的问题特点，会适当地将现实中的系统结构在建模的时候进行拆分或合并。主要是因为系统动力学在研究问题的时候讲求从实际出发，这样可以在运用系统动力学的时候更加简便、更加灵活。

④仿真模型可以通过计算机辅助来实现模型的运行进而得知未来的发展趋势，但是这并不代表仿真模型的建立只是对原有模型的照搬照抄或简单地完全复制，而是为了能够更加精准确切地反映系统的变化，建立的模型会对

原有的系统进行优化，剔除原有问题存在的一些不合理之处，保证模型的合理性。

⑤模型完成之后要对模型进行一致性检验，这是必不可少的环节。通过一致性检验能够发现模型与实际情况是否一致，帮助修正模型。模型在使用过程中并非一成不变，通常情况下，一定的时间范围内的模型才具有一定的合理性，超出这个范围，可能就失去了意义，这就要求我们不断改善和优化模型。

6.4.1.2 建模的目的

建模的目的对于一个使用系统动力学的研究者来说是非常关键的。通常情况下，在建立模型的时候必须明确模型能够解决什么样的问题，为什么要建立这样的模型等。本书研究的是社区居家养老服务供应链系统，这是一个动态复杂的系统，系统中存在大量的变量，并且变量之间的关系也错综复杂，建立一个这样的系统动力学模型，能够帮助研究者更加清楚地研究社区居家养老服务供应链系统。

因此，本书建模的目的非常明确，首先对社区居家养老服务供应链系统中存在的问题进行梳理分析，再将关键因素提炼成变量，构建出系统动力学模型，通过仿真分析社区居家养老服务供应链系统中服务质量存在的问题，利用信息共享机制的引入，优化原有的模型。仿真分析后的结果显示，社区居家养老服务供应链服务质量信息共享模型较原有模型更加优化，进而给出提升社区居家养老服务供应链服务质量的相应策略。

6.4.2 模型的边界和假设

6.4.2.1 模型的边界

前面的介绍主要集中在原理及目的上，想要构建的模型有意义，需要在构建模型之初划分好模型的边界，以便在模型有界的前提下进行研究。本书建立的模型模拟的是社区居家养老服务供应链的运作过程，即老年人发出服务订单的请求，由社区居家养老服务中心进行订单整合，这里社区居家养老服务中心相当于集成商，中心再根据老年人的几大基本养老需求寻找相应的服务供应商，最后为老年人提供相应的服务。在模型中主要包括集成商以及供应商的订单堆积情况、订单处理能力以及老年人订单满意率等。

6.4.2.2 模型的假设

为了简化模型，本书根据服务供应链自身的特点做出以下假设。

①社区居家养老服务供应链不同于产品供应链，所以并没有库存堆积，但是这里的服务订单堆积就是库存堆积的反映。

②社区居家养老服务供应链只能通过调整服务能力来解决订单堆积问题，也就是说通过改变决策规则来实现社区居家养老服务供应链的管理。

③社区居家养老服务供应链中各节点独立决策，不存在节点交叉处理进行决策的情况。

④社区居家养老服务供应链中各节点的处理流程相同，决策方式相同。

⑤由于考虑服务供应链内部的运作情况，在考虑老年人订单满意率的时候，暂不考虑服务水平带给老年人订单满意率的影响情况，老年人订单满意率仅受到供应商以及集成商对于普通服务订单以及紧急服务订单的处理能力的影响。

6.4.3 因果关系图的绘制

在明确了上文中对于社区居家养老服务供应链结构的描述之后，本书紧接着要从两个子系统分别绘制社区居家养老服务供应链服务质量模型的因果关系图。

6.4.3.1 服务供应商因果关系图绘制

在绘制社区居家养老服务供应商子系统的因果关系图时，主要考虑了之前文中分析的问题因素以及服务供应商的订单堆积情况、工作量水平、对不同类型订单处理能力的大小等，在绘制的过程中将订单的堆积定义为状态变量，对其定义的方程则是通过对服务集成商服务供给率与服务供应商服务需求率之间的差值积分得到的。服务供应商的服务需求率在取值上选择了服务供应商的处理能力与服务供应商订单堆积中较小的一个，对于提前期以及调整时间则是根据实际情况来设定的，尽可能地反映实际的变化情况。在充分考虑了上面分析的内容之后，绘制出了服务供应商的因果关系图，如图6-9所示。

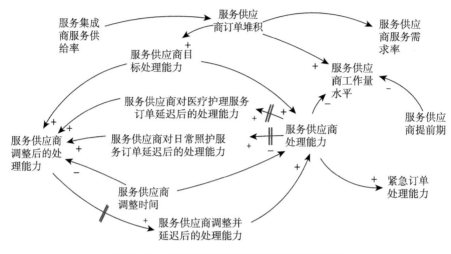

图6-9 社区居家养老服务供应商因果关系

6.4.3.2 服务集成商因果关系图绘制

在绘制社区居家养老服务供应链集成商的因果关系图时，和绘制供应商的因果关系图时考虑的因素大致相同，只不过这里的存量是集成商的订单堆积，通过求取服务集成商的服务需求率与服务集成商的服务供给率的积分得出，服务集成商服务需求率选择了服务集成商处理能力与服务集成商订单堆积中较小的一个，同样为了符合实际情况，调整时间的选择以及提前期的选择根据实际情况而定，具体绘制的社区居家养老服务供应链的集成商因果关系如图6-10所示。在上述分析的基础上，可以绘制由服务提供商、服务集成商所组成的两级供应链服务质量的因果关系图，如图6-11所示。

6.4.4 流图的构建

通过服务供应链服务质量的因果关系图可以定性地分析服务供应链服务质量系统的动态特性。由于因果关系图并不能说明服务供应链中变量的流动和积累情况，必须借助系统动力学中的状态变量和速率变量以及仿真

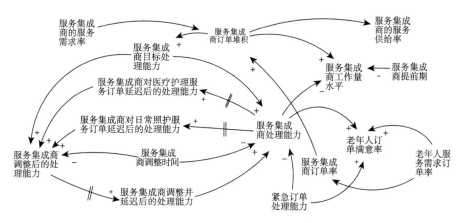

图 6-10　社区居家养老服务供应链集成商因果关系

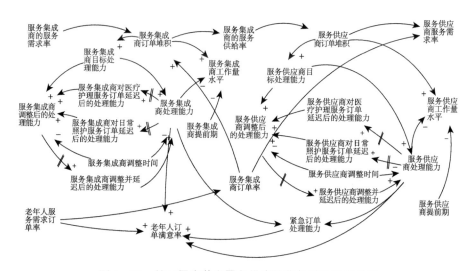

图 6-11　社区居家养老服务供应链服务质量因果关系

手段进行深入分析。在由服务供应商、服务集成商所组成的两级服务供应链的结构模型中，定义服务供应商订单堆积、服务集成商订单堆积为这个两级服务供应链系统的状态变量；定义服务供应商服务需求率、服务供应商对服务集成商的服务供给率、服务集成商服务供给率三个变量为系统的速率变量。建立系统动力学模型时所涉及的变量及其解释具体如表 6-1所示。

表 6 - 1   社区居家养老服务供应链服务质量系统动力学模型的变量

名称	含义	变量类型	单位
SP Order Backlog	服务供应商订单堆积	状态变量	个
SI Order Backlog	服务集成商订单堆积	状态变量	个
SI Service Need Rate	服务集成商服务需求率	速率变量	个/天
SP Service Need Rate	服务供应商服务需求率	速率变量	个/天
SP Service Provided Rate	服务供应商对服务集成商的服务供给率	速率变量	个/天
SI Service Provided Rate	服务集成商服务供给率	速率变量	个/天
SP Target Processing Capacity	服务供应商目标处理能力	辅助变量	个
SP Processing Capacity	服务供应商处理能力	辅助变量	个/天
SPNDPC	服务供应商对日常照护服务订单延迟后的处理能力	辅助变量	个/天
SPMDPC	服务供应商对医疗护理服务订单延迟后的处理能力	辅助变量	个/天
SPADPC	服务供应商调整并延迟后的处理能力	辅助变量	个/天
X	服务供应商调整后的处理能力	辅助变量	个/天
SP Workload	服务供应商工作量水平	辅助变量	个/天
SI Target Processing Capacity	服务集成商目标处理能力	辅助变量	个
SI Processing Capacity	服务集成商处理能力	辅助变量	个/天
SINDPC	服务集成商对日常照护服务订单延迟后的处理能力	辅助变量	个/天
SIMDPC	服务集成商对医疗护理服务订单延迟后的处理能力	辅助变量	个/天
SIADPC	服务集成商调整并延迟后的处理能力	辅助变量	个/天
Y	服务集成商调整后的处理能力	辅助变量	个/天
SI Workload	服务集成商工作量水平	辅助变量	个/天
SI Order Rate	服务集成商订单率	辅助变量	个/天
Emergency Order Processing Capacity	紧急订单处理能力	辅助变量	个/天

续　表

名称	含义	变量类型	单位
The Old Service Need Order Rate	老年人服务需求订单率	外生变量	个/天
The Old Satisfaction Order Rate	老年人订单满意率	辅助变量	个/天
SP Adjustment Time	服务供应商调整时间	常量	天
SI Adjustment Time	服务集成商调整时间	常量	天
SP Normal Lead Time	服务供应商提前期	常量	天
SI Normal Lead Time	服务集成商提前期	常量	天

在定义相关变量后便可以构建出由服务供应商、服务集成商所组成的两级服务供应链的系统动力学模型，如图6-12所示。图中细实线方框，就是模型的状态变量，表示服务供应链中集成商和供应商的订单堆积状态，状态变量间的双线箭头就是速率变量，模型中表示服务供应链提供服务的流动情况，其他单线箭头表示变量间的因果关系。

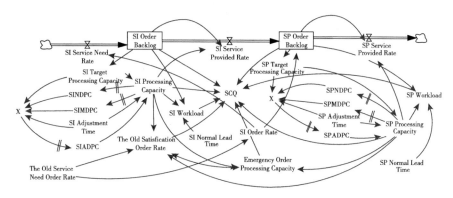

图6-12　社区居家养老服务供应链服务质量（SCQ）流图

根据所构建的系统动力学模型可知，下一时刻状态变量的值等于此刻状态变量的值加上流入速率的净量。此外，某一阶段流出速率的值既受该阶段处理能力的约束，又不能超过实际的顾客订单率。因此，状态变量和速率变量的数量关系为

$$S_{i,t+1} = S_{i=1,t} + R_{i=1,t} - R_{i,t} \qquad (6-1)$$

$$R_{i,t} = \min(C_{i,t}, S_{i,t} + R_{i-1,t}) \qquad (6-2)$$

其中：i 代表第几阶段，取值为 1，2；t 代表时间，单位是天；S 代表状态变量；R 代表速率变量；C 代表处理能力。

通过以上分析可知目标处理能力是订单堆积的函数，表示为

$$C_i^* = f(S_i) \qquad (6-3)$$

当某阶段的处理能力与目标处理能力有偏差时，该阶段的决策者即应该采取措施调整处理能力，使之尽量达到目标处理能力。AT 为调整时间，处理能力的调整量公式为

$$\frac{1}{AT}(C_{i,t}^* - C_{i,t}) \qquad (6-4)$$

则能力调整表达式为

$$C_{i,t+1} = C_{i,t} + \frac{1}{AT}(C_{i,t}^* - C_{i,t}) \qquad (6-5)$$

为了更加清楚地说明服务供应链服务质量的系统动力学模型，表 6 - 2 给出了模型中所有变量之间的方程式关系。

表 6 - 2　社区居家养老服务供应链服务质量模型中变量之间的方程关系

序号	仿真方程
1	SI Order Backlog = INTEG（SP Service Provided Rate – SI Service Provided Rate，0）
2	SP Order Backlog = INTEG（MIN（SP Service Need Rate，SI Order Rate）– SP Service Provided Rate，0）
3	SI Service Need Rate = DELAY1I（SI Order Rate，2，0）
4	SP Service Provided Rate = MIN（SP Processing Capacity，SP Order Backlog）
5	SI Service Provided Rate = MIN（SI Processing Capacity，SI Order Backlog）
6	SP Target Processing Capacity = SP Order Backlog/5
7	SP Processing Capacity = SPADPC +（1/SP AT）* SP Target Processing Capacity
8	SPNDPC = DELAY FIXED（SP Processing Capacity，1，1）
9	SPMDPC = DELAY FIXED（SP Processing Capacity，2，1）
10	SPADPC = DELAY FIXED（X，1，10）

续　表

序号	仿真方程
11	X = ［ (SP AT－1) /SP AT］ * (0.4 * SPNDPC + 0.6 * SPMDPC) + (1/SP AT) * SP Target Processing Capacity
12	SP Workload = (SP Order Backlog/SP Normal Lead Time) /SP Processing Capacity
13	SI Target Processing Capacity = SI Order Backlog/5
14	SI Processing Capacity = SIADPC + (1/SI AT) * SI Target Processing Capacity
15	SINDPC = DELAY FIXED (SI Processing Capacity, 1, 1) SIMDPC = DELAY FIXED (SI Processing Capacity, 2, 1)
16	SIADPC = DELAY FIXED (Y, 1, 10)
17	Y = ((SI AT－1) /SI AT) * (SINDPC + SIMDPC) + (1/SI AT) * SI Target Processing Capacity
18	SI Workload = (SI Order Backlog/SI Normal Lead Time) /SI Processing Capacity
19	SI Order Rate = DELAY1I (The Old Service Need Order Rate, 1, 0)
20	Emergency Order Processing Capacity = 0.5 * SP Processing Capacity + 0.5 * SI Processing Capacity
21	The Old Satisfication Order Rate = 0.25 * SP Processing Capacity + 0.25 * SI Processing Capacity + 0.25 * Emergency Order Processing Capacity + 0.2 * The Old Service Need Order Rate

6.4.5　模型验证及结果分析

6.4.5.1　模型参数设定

完成对社区居家养老服务供应链服务质量模型的因果关系图和流图的绘制之后，需要对社区居家养老服务供应链服务质量模型进行仿真分析，为了使仿真结果与实际情况尽可能吻合，在仿真分析之前需要对模型的初始条件以及一些参数的初始值进行设定。

（1）仿真初始条件设定

为了能够清楚地观察出仿真结果以及构建模型的未来趋势走向，仿真的时长设定为 365 天，具体如表 6－3 所示。

表 6 - 3   初始条件设定值

参数	取值
INITIAL TIME	0
FINAL TIME	365
TIME STEP	1
UNITS FOR TIME	DAY
SAVEPER	1

（2）参数设定

由于系统动力学在模型仿真的过程中主要观察变量的趋势走向，所以本书在设定参数初始值的时候并不是非常精确，但参数初始值的设定为的是能够更清楚地观察出变化趋势以及仿真结果，所以初始值设定如表 6 -4 所示。

表 6 -4   初始参数值

参数	取值
服务供应商调整时间（SP Adjustmnet Time）	30
服务集成商调整时间（SI Adjustmnet Time）	30
服务供应商提前期（SP Normal Lead Time）	20
服务集成商提前期（SI Normal Lead Time）	20

6.4.5.2　模型验证

为了使模型更贴近实际情况，笔者在构建模型的时候查阅并参考了大量的文献，并且为了更清楚地了解社区居家养老服务供应链的具体运作流程，也对社区养老服务中心进行了现场实地调研，通过访谈以及问卷的方式对社区居家养老服务供应链有了比较深入的了解。模型构建完成之后，运用 Vensim PLE 软件对模型进行有效性检验。除此之外，量纲一致性检验也非常重要，运用软件对社区居家养老服务供应链服务质量模型进行检验，该模型通过了量纲一致性检验。

6.4.5.3　模型结果分析

本书建立社区居家养老服务供应链服务质量模型的主要目的是对模型进

行仿真，然后发现社区居家养老服务供应链运作过程中存在的服务质量问题，找出问题产生的原因，进而给出对策建议帮助提高社区居家养老服务供应链的服务质量。在进行仿真结果分析的时候，本书从两种情况进行讨论。由于老年人服务需求订单率是社区居家养老服务供应链服务质量模型的外生变量，而且能够非常明确地知道，这个外生变量可以选择随机或按照一定的规律来设定，所以第一种情况是选取老年人服务需求订单率为常量，第二种情况选取老年人的服务需求订单率为变量（呈现均匀分布）的情况，具体的分析过程如下。

（1）当老年人服务需求订单率为常量时的分析

当老年人服务需求订单率是常量时，假定顾客订单率为 50 个/天。首先对服务供应商订单堆积情况以及服务集成商的订单堆积情况进行仿真，仿真结果如图 6-13 和图 6-14 所示。从图 6-13 和图 6-14 中能够看出，当将老年人服务需求订单率设定为一个常量的时候，随着仿真时间的推移，订单的堆积情况一直在波动，当将服务集成商订单堆积与服务提供商订单堆积情况进行对比之后，仿真图如图 6-15 所示，在系统运行的整个仿真时段中，老年人服务需求订单率为一常量，恒定不变。从图中可以清晰地看出，虽然服务供应商与服务集成商在订单堆积上都表现出了牛鞭效应，并存在一定幅度的波动情况，但是服务供应商的波动情况要比服务集成商的波动情况剧烈一

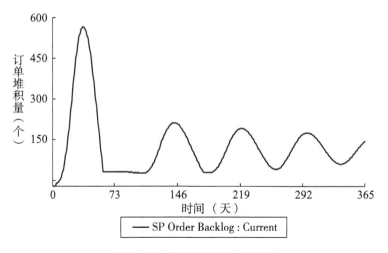

图 6-13　服务供应商订单堆积

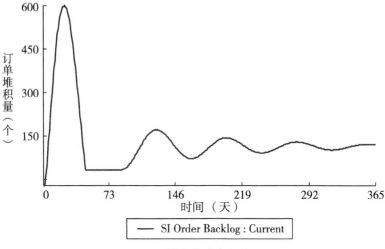

图 6 – 14　服务集成商订单堆积

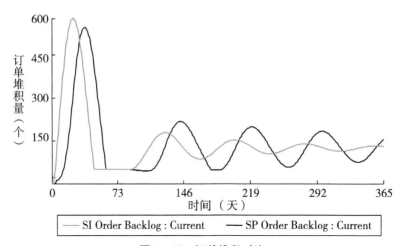

图 6 – 15　订单堆积对比

些，也就是说处于供应链下游的服务供应商在信息传递或者需求传递的过程中失真或者扭曲的程度要大于上游节点的服务集成商。除此之外，从图中还可以看出，系统在仿真运行的初期，无论是服务集成商还是服务供应商，在订单堆积方面表现出来的振荡都是比较剧烈的，运行一段时间之后能够发现，振荡的幅度不断减小，趋于平稳但是没有达到稳态。

　　观察图 6 – 16 工作量水平的仿真结果可以分析得出，随着仿真时间的推移，社区居家养老服务供应商和集成商的工作量水平存在一定的波动趋势，从仿真初期能够看出，二者的工作量水平呈现出剧烈波动的情况，但是一段时间之后变化幅度减小，趋于稳定。从图中还可以看出，虽然二者的工作量水平都存在一定程度的波动，但是服务供应商在后期波动得更为剧烈，这也能反映出工作量水平也存在着牛鞭效应，并且随着供应链节点企业向下游流动，越是远离上游的节点企业，在波动上表现得更为剧烈，市场需求扭曲以及信息不对称情况表现得更为明显。

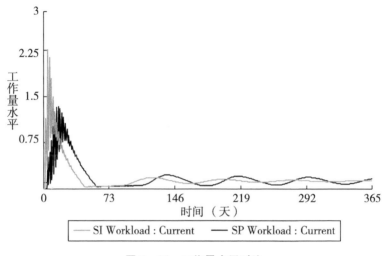

图 6 - 16　工作量水平对比

接着对比社区居家养老服务供应商、服务集成商的处理能力，仿真结果如图 6 - 17 所示。从图中可以看出，在系统运行初期，社区居家养老服务集成商的变化程度要优于服务供应商的变化程度，所以先出现了峰值，二者的变化逐渐减弱，可能是由于服务订单出现了堆积，影响了二者的处理能力，后者工作负荷变大，二者在处理订单方面表现出了能力不足。系统运行一段时间之后，二者显现出了振荡的情况，但总体情况是服务供应商表现出来的振荡情况要比服务集成商的更剧烈。

老年人身体健康状况普遍不是太好，所以可能发生突发状况，这样就会经常出现一些紧急订单。这里的紧急订单不包括一些重大疾病的救护，主要还是一些对时间要求比较急迫以及突发情况出现的一些照料和简单医疗救护服务，这也是从实地调研中发现的问题，本书在此处进行说明主要是为了能

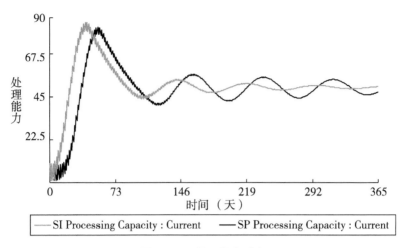

图 6 – 17　处理能力对比

够使构建的模型更加贴近实际。对于老年人来说，紧急订单处理情况更能体现出服务的及时性，所以更能够反映出老年人对于居家养老服务的满意度。从图 6 – 18 能够看出，紧急订单的处理情况也是存在振荡的，运行一段时间以后，虽然振动幅度有所减小，仍然存在波动。

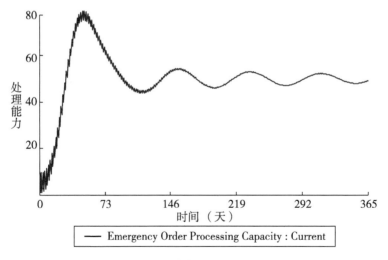

图 6 – 18　紧急订单处理能力

除此之外，对于有服务需求的老年人来说，并不是所有的服务都会与心理预期值一样。由图 6 – 19 可以看出，老年人的订单满意率会随着仿真时间的推移而出现波动，在订单满意率达到峰值之后，仿真的后期出现了波动的

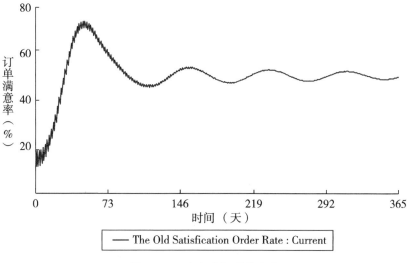

图 6－19　老年人订单满意率

情况并且没有达到稳态，从构建的模型中可以发现，造成的原因可能是服务集成商和服务供应商在处理能力上面出现了波动以及紧急订单的处理情况方面出现了波动等。

（2）当老年人服务需求订单率为变量时的分析

现实生活中，老年人服务需求订单率基本上都是随机的，正是这种随机性以及不确定性使社区居家养老服务供应链系统非常复杂和多变。经过文献的查询以及对实际调研的数据进行整理分析之后发现，老年人的服务需求订单率大致服从均匀分布，它的方程表达式在 Vensim 中用 RANDOM UNIFORM（｛min｝，｛max｝，｛seed｝）均匀分布随机函数表示，min 为最小值，max 为最大值，seed 为随机序列数。为了使仿真结果更加清楚，这里最小值取 1，最大值取 20，随机序列为 2。所以本书在假设老年人服务需求订单率服从均匀分布的前提下，再次对系统进行仿真分析，如图 6－20 所示。

从图 6－20 中可以看出，当老年人服务需求订单率服从随机分布的时候，无论是服务集成商还是服务供应商在订单堆积上面的波动幅度都是非常剧烈的，可见随机需求下的社区居家养老服务供应链的稳定性会受到老年人服务需求订单率随机性的扰动，并且相比于服务需求订单率一定的情况下振荡更为剧烈。

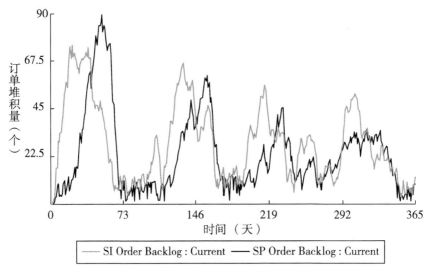

图 6 – 20   随机需求下的订单堆积对比

从图 6 – 21 二者处理能力的变化趋势中可以看出，当老年人服务需求订单率服从随机分布的时候，虽然服务集成商与服务供应商都在波动，但是服务集成商的总体波动趋势在服务供应商之上，这说明当老年人服务需求订单率服从随机分布的时候，服务集成商在应对订单的处理能力方面要优于服务供应商。

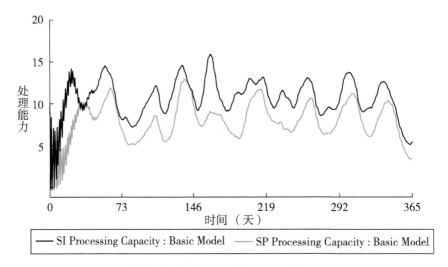

图 6 – 21   随机需求下的处理能力对比

如图 6-22 所示，当老年人服务需求订单率不再固定时，服务集成商与服务供应商二者的工作量水平变化趋势更加剧烈，可见随着老年人服务需求订单率不再是固定的值，无论是服务集成商还是服务供应商，工作量水平都变高了。

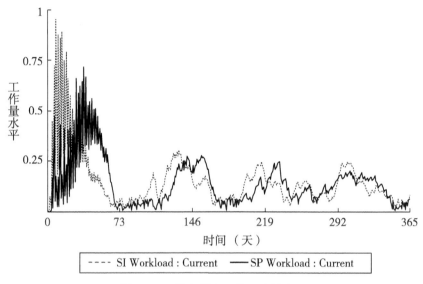

图 6-22 随机需求下的工作量水平

图 6-23 表示的是紧急订单处理能力的变化趋势，与老年人服务需求订

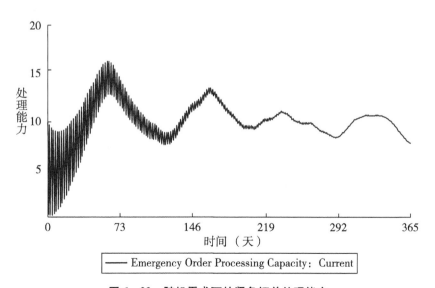

图 6-23 随机需求下的紧急订单处理能力

单率是固定时候的变化情况对比，随着老年人服务需求率随机分布，紧急订单的处理能力也出现了较大的波动。

老年人订单满意率是评价社区居家养老服务供应链服务质量的一项重要权重指标，从图 6-24 中可以看出，当随机需求出现以后，老年人的订单满意率受到了影响，要比之前固定服务需求订单率时的变动更加剧烈。

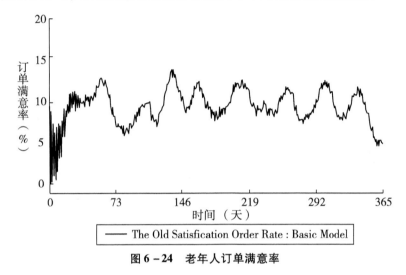

图 6-24　老年人订单满意率

从图 6-25 中可以看出，社区居家养老服务供应链的服务质量随着老年人服务需求订单率随机分布而出现了波动，这说明社区居家养老服务供应链服务质量存在一定的问题。

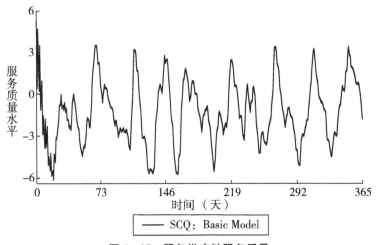

图 6-25　服务供应链服务质量

6.5 考虑信息共享的社区居家养老服务供应链服务质量模型的优化

通过对社区居家养老服务供应链仿真结果的分析可以看出，订单堆积、工作量水平、处理能力以及老年人的订单满意率等都会影响社区居家养老服务供应链的服务质量，从社区居家养老服务供应链服务质量模型的仿真中同样可以发现，这些仿真的图像存在波动，实则是市场需求不确定以及信息不对称造成的。因此要减少波动带来的影响，需要从根本上解决订单堆积以及工作量水平过高等问题。所以 6.4 构建的社区居家养老服务供应链服务质量系统动力学模型需要进一步改进，在此基础上考虑了信息共享机制，优化了之前的模型，构建出社区居家养老服务供应链服务质量的信息共享模型，通过引入信息共享机制来仿真研究社区居家养老服务供应链服务质量的变化情况。

6.5.1 模型的优化

在原有的社区居家养老服务供应链服务质量系统动力学模型基础上引入了信息共享机制，共分为两部分引入模型当中，即服务供应商的信息共享和服务集成商的信息共享。通过分析信息共享机制引入后与各个变量之间的关系得出了信息共享模型的流图。

模型构建之后，对于信息共享引入后的具体的仿真方程进行了重新描述，具体如表 6-5 所示。

表 6-5　　社区居家养老服务供应链服务质量（SCQ）的
信息共享模型中变量之间的方程关系

序号	仿真方程
1	SI Order Backlog = INTEG（SP Service Provided Rate - SI Service Provided Rate，0）
2	SP Order Backlog = INTEG（MIN（SP Service Need Rate，SI Order Rate）- SP Service Provided Rate，0）

序号	仿真方程
3	SI Service Need Rate = DELAY1I (SI Order Rate, 2, 0)
4	SP Service Provided Rate = MIN (SP Processing Capacity, SP Order Backlog)
5	SI Service Provided Rate = MIN (SI Processing Capacity, SI Order Backlog)
6	SP Target Processing Capacity = SP Order Backlog/5
7	SP Processing Capacity = SPADPC + (1/SP AT) * SP Target Processing Capacity
8	SPNDPC = DELAY FIXED (SP Processing Capacity, 1, 1)
9	SPMDPC = DELAY FIXED (SP Processing Capacity, 2, 1)
10	SPADPC = DELAY FIXED (X, 1, 10)
11	X = ((SP AT − 1) /SP AT) * (0.4 * SPNDPC + 0.6 * SPMDPC) + (1/SP AT) * SP Target Processing Capacity
12	SP Workload = (SP Order Backlog/SP Normal Lead Time) /SP Processing Capacity
13	SI Target Processing Capacity = SI Order Backlog/5
14	SI Processing Capacity = SIADPC + (1/SI AT) * SI Target Processing Capacity
15	SINDPC = DELAY FIXED (SI Processing Capacity, 1, 1) SIMDPC = DELAY FIXED (SI Processing Capacity, 2, 1)
16	SIADPC = DELAY FIXED (Y, 1, 10)
17	Y = ((SI AT − 1) /SI AT) * (SINDPC + SIMDPC) + (1/SI AT) * SI Target Processing Capacity
18	SI Workload = (SI Order Backlog/SI Normal Lead Time) /SI Processing Capacity
19	SI Order Rate = DELAY1I (The Old Service Need Order Rate, 1, 0)
20	Emergency Order Processing Capacity = 0.5 * SP Processing Capacity + 0.5 * SI Processing Capacity
21	The Old Satisfaction Order Rate = 0.25 * SP Processing Capacity + 0.25 * SI Processing Capacity + 0.25 * Emergency Order Processing Capacity + 0.2 * The Old Service Need Order Rate
22	SP Adjust Time = IF THEN ELSE (SP Information Sharing = 1, 30, 10)
23	SI Adjust Time = IF THEN ELSE (SI Information Sharing = 1, 30, 10)
24	SP Normal Lead Time = IF THEN ELSE (SP Information Sharing = 1, 40, 20)
25	SI Normal Lead Time = IF THEN ELSE (SI Information Sharing = 1, 40, 20)

6.5.2 模型的仿真分析

在对模型进行仿真的时候能够发现，在加入信息共享模型以后，信息共享的程度决定着模型的运作情况。

6.5.2.1 服务订单堆积分析

服务供应链不同于产品供应链的一个特点就是服务供应链没有库存，但是对于社区居家养老服务供应链来说，可以将订单的堆积看作库存的反映。通过对社区居家养老服务供应链服务质量 SCQ 的信息共享模型进行仿真，观察订单堆积的变化情况，具体如图 6-26 所示。

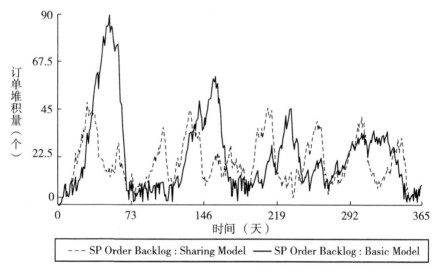

图 6-26　服务供应商订单堆积前后对比

从图 6-26 中能够看出，虚线是信息共享后服务供应商的订单堆积情况，实线是信息共享之前服务供应商的订单堆积情况。从两条曲线的变化情况能够看出，信息共享后的订单堆积的振动幅度要比信息共享前的振动幅度小，可以说明信息共享后模型得到了优化，表明服务供应商的订单堆积程度得到了缓解。

从图 6-27 中能够看出，虚线是信息共享后服务集成商的订单堆积情况，实线是信息共享之前服务集成商的订单堆积情况。从两条曲线的变化情况能够看出，信息共享后的订单堆积的振动幅度要比信息共享前的振动幅度小，可以说明信息共享后模型得到了优化，表明服务集成商的订单堆积程度得到了缓解。

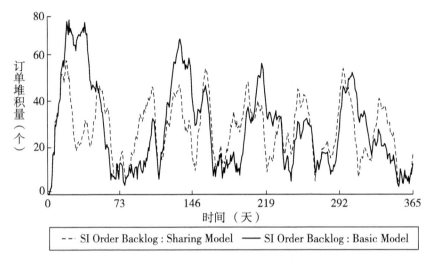

图 6 - 27　服务集成商订单堆积前后对比

6.5.2.2　处理能力分析

通过对社区居家养老服务供应链服务质量 SQC 的信息共享模型进行仿真，观察服务集成商处理能力的变化情况，具体如图 6 - 28 所示。

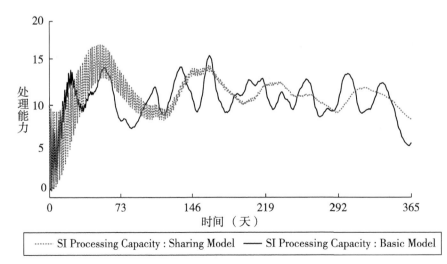

图 6 - 28　服务集成商处理能力对比

从图 6 - 28 中能够看出，虚线是信息共享后服务集成商的处理能力情况，实线是信息共享之前服务集成商的处理能力情况，从两条曲线的变化情况能够看出，信息共享后的处理能力的振动幅度要比信息共享前的振动幅度小，而且随着仿真时间的延长，处理能力的波动也是越来越小，表明服务集成商处理能力的波动剧烈程度得到了缓解。

从图 6 - 29 中能够看出，虚线是信息共享后服务供应商的处理能力情况，实线是信息共享之前服务供应商的处理能力情况。从两条曲线的变化情况能够看出，信息共享后的处理能力的振动幅度要比信息共享前的振动幅度小，而且随着仿真时间的延长，处理能力的波动也越来越小，表明服务供应商处理能力的波动剧烈程度得到了缓解。

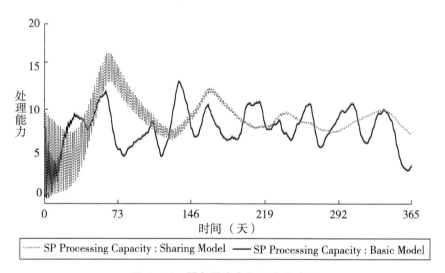

图 6 - 29　服务供应商处理能力对比

6.5.2.3　工作量水平分析

从上文的分析中能够看出，工作量水平的大小影响了社区居家养老服务供应链服务质量的高低，对社区居家养老服务供应链服务质量 SCQ 的信息共享模型进行仿真，具体结果如图 6 - 30 和图 6 - 31 所示。

由图 6 - 30 和图 6 - 31 的仿真结果能够看出，无论是服务集成商还是服务供应商，在加入信息共享后，工作量水平都得到了一定程度的降低，虽然

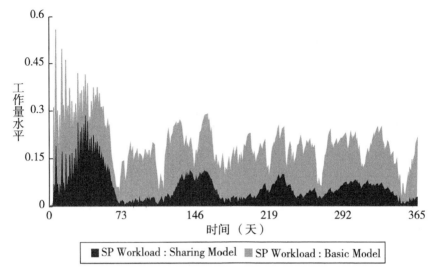

图 6 - 30 服务供应商工作量水平的前后对比

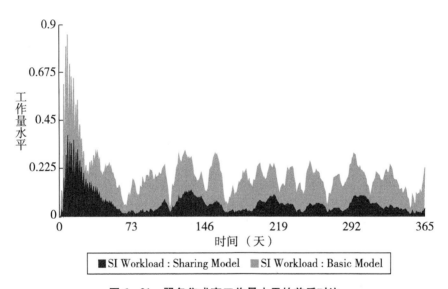

图 6 - 31 服务集成商工作量水平的前后对比

并没有完全消除掉工作量，也没有完全使其趋于稳定，但是起到了一定的缓解效果。

6.5.2.4 老年人订单满意率

之前在假设部分已经明确说明，由于本书的重点是研究社区居家养老服务供应链的内部运作，所以对于老年人订单满意率这一变量来说，在实际的生活中更多地会受到服务水平以及老年人的期望服务质量等众多因素的影响，但本书暂不考虑服务水平等因素对于老年人订单满意率的影响，仅考虑服务供应商处理能力、服务集成商处理能力以及对于一些医疗检查或者护理的紧急订单处理能力等因素，具体引入信息共享机制后的仿真结果如图 6-32 所示。

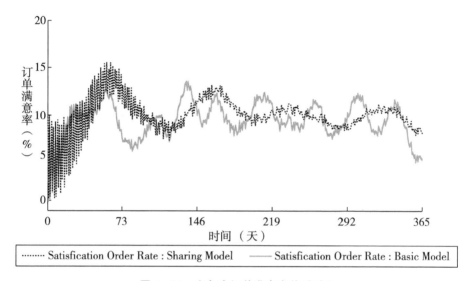

图 6-32 老年人订单满意率前后对比

从以上的仿真结果不难发现，老年人服务需求具有不确定性，作为系统外的变量，同样影响着订单满意率，通过引入信息共享机制可以发现，随着仿真时间的延长，老年人整体满意率的波动程度降低。

6.5.2.5 供应链服务质量

本书研究的是社区居家养老服务供应链服务质量的提升策略，通过引入信息共享机制，比较服务质量的变化情况，具体仿真结果如图 6-33 所示。

通过仿真结果能够看出，信息共享之后的社区居家养老服务供应链服务质量要比信息共享之前的变化更稳定，并且从整体趋势来看，服务质量整体得到了提高，实现了社区居家养老服务供应链服务质量的提高。

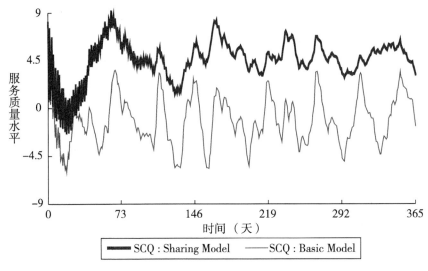

图 6 - 33   服务供应链服务质量

6.6   本章小结

通过调研以及查阅资料发现，对于社区居家养老服务供应链而言，订单堆积、工作量水平、处理能力以及订单满意率等因素都可以通过社区居家养老服务供应链服务质量表现出来，研究这些变量的变化情况可以得出服务质量的提升策略。

通过对比分析服务集成商和服务供应商在订单堆积、处理能力、工作量水平以及紧急订单处理能力和老年人订单满意率的变化情况来分析社区居家养老服务供应链服务质量的变化情况，并从对仿真结果的分析观察中可以得出，上述因素都存在一定的波动，这些波动呈现出牛鞭效应。同时，为了优化模型，将信息共享引入原有模型当中，加入信息共享后，模型在订单堆积、工作量水平、处理能力等方面的仿真结果都要优于原有的基础模型，证明信息共享机制对牛鞭效应有一定的弱化作用，提升了老年人的订单满意率，进一步提升了社区居家养老服务供应链的服务质量。

7

结　论

7.1 研究结论

为了对医疗康养资源进行有效配置，解决患者就诊等待时间过长、老年人养老资源紧张、医院各项资源没有得到充分利用等问题，本书以我国现阶段医疗康养资源有限、老年人群体数量不断增加的情况为出发点，以实际需求为导向探索有价值的研究方向，通过建模仿真分析对医疗康养资源进行调配优化，最后提出管理方面的建议。

通过研究，本书得出的主要结论如下。

①在医院内部门诊科室调配研究过程中，在不考虑回诊患者的情况下，对门诊科室的开放数量进行优化，可以在不增加医院服务成本的同时，最大限度地降低患者的不满意度。在加入回诊患者这一影响因素后，设定动态优先级排队规则，重新优化门诊科室的开放数量，尽量降低患者不满意度的同时使医院方的服务费用大幅度减少。同时赋予医院服务成本和患者不满意度两个目标函数不同的权重参数，满足不同医院的需求。

②在医联体内部资源整合方面，主要从医生、普通资源共享及双向转诊三个方面展开研究。首先，在医生资源共享方面，在有政府政策支持和政府政策支持不足两种情况下，对三级医院和普通医院的收益情况进行博弈分析。研究结果表明，在有政府政策支持的情况下，促进医联体内部各成员开展医生资源共享的主要动力是政府的奖励和惩罚政策、通过共享创造额外的价值等。而在政府政策支持不足的情况下，开展共享的核心动力则主要是共享所创造的价值。另外，医联体应尽量通过制度创新、运营方式改变等形式降低其共享的运营成本。与此同时，由于医生资源共享会给医生供给方带来一定的损失，与医生资源的共享呈现负相关关系，所以需要建立完善的利益补偿机制。其次，在开展医疗资源共享的过程中，核心医院的医疗资源共享投入比例变化影响着共享投入成本的走向，投入比例越高，所需的总成本越大；合作医院根据患者给其带来的边际贡献决定自身的投入比例；通过共享，医联体能够创造更大的收益，在合理分配的基础上，会提升医联体所有成员的

资源共享积极性。本书提出的 Stackelberg 博弈模型为医联体开展资源共享提供了相应的指导，具有一定的借鉴意义。作为开展医疗资源共享的决策主体，各医院的决策过程不是完全理性的，会受到各种心理因素的影响，所以，在实践过程中，各医院根据自身的实际状态及需求对上述结论性内容进行适当调整。通过数值分析可以获知，医联体的医疗资源共享受到边际贡献、投入弹性系数等因素的影响。未来的研究方向是在考察了影响资源共享决策主体的心理因素之后，建立满足其心理期望的决策支持模型，进一步发挥医联体的医疗资源整合效用。最后，政府应在物质及精神方面对积极参与双向转诊的医院给予奖励。同时，对于消极参与双向转诊的医院，政府应加大惩罚的力度。医院应尽量降低由于患者的消极响应对其产生的负面影响。如果让患者感知到通过双向转诊能够给其带来更多的益处，患者会选择积极响应双向转诊。所以医联体在开展双向转诊活动的初期，应给予患者更多的指导和建议，使其充分了解双向转诊的益处。

③在康养资源配置和整合方面，本书主要研究了医院和养老院有限理性前提下的选择行为演化，对医院和养老院的收益影响因素进行总结分析，构建了选择"医养结合"模式行为的收益矩阵和复制动态方程，分析了医院和养老院不同行为策略的演化稳定性、博弈的演化路径，最终运用 MATLAB 软件进行数值的仿真。通过研究可以发现，医院为开展"医养结合"模式所花费的成本，养老院购买设施设备的成本和高素质医护人员的投入成本，以及政府给予医院和养老院的政策奖励等都会对演化结果造成一定的影响。同时，通过对社区居家养老服务供应链进行研究发现，社区居家养老服务供应链在实际的运作过程中，订单堆积、工作量水平、处理能力以及订单满意率等因素都是社区居家养老服务供应链服务质量的外在表现，它们会影响社区居家养老服务供应链的服务质量。此外，从知识生态的角度分析了居家养老服务传递过程中隐性知识转移效率的影响因素。在充分分析影响因素的基础上，本书从服务人员、老年人以及居家养老服务中心三个方面给出了提升居家养老服务传递中隐性知识转移的策略，以期提高居家养老服务传递过程中隐性知识的转移效率，实现居家养老服务质量的进一步提升。

7.2　研究不足与展望

在研究过程中,许多研究内容都是在某种特定的条件下进行的,与实际的运营过程存在一定的差异。例如,在门诊科室调度方面,对患者的满意度情况的衡量主要是从时间的角度,因为等候时间的长短是影响其满意度的主要因素,但在现实生活中,影响患者满意度情况的因素还有很多,如医护服务人员的服务态度及技能水平、就诊环境是否嘈杂等。这些因素对本书所需解决问题带来的影响在未来需要更深入的研究。同时,对于门诊科室的配置,本书研究的是静止的状态,没有考虑不同时段到医院就诊的患者的数量是不同的。不同时段医生门诊科室的动态配置,也有待进一步研究。

目前,针对医疗康养资源的配置,仍然存在许多值得研究的内容,今后的研究方向主要有以下两个。

①随着互联网的发展,网上预约、电子病历以及健康监测等都得到了很好的发展,并且也将是医疗产业未来的发展趋势。在以后的研究中,可把预约的患者考虑在内,设计出更详细的动态排队规则,使研究更加贴合实际情况。

②影响科室运作效率的不仅有数量调度,还有许多其他的因素,例如,科室的文化,科室的激励机制,科室的监督机制,等等,如何把这些影响因素进行量化、整合,提高科室的运作效率,对于医院的发展非常有意义。

参考文献

［1］李彤，王春峰，王文波，等．求解整数规划的一种仿生类全局优化算法——模拟植物生长算法［J］．系统工程理论与实践，2005（1）：76-85．

［2］袁航．医疗服务供应链中医生多维激励机制模型分析［J］．第二军医大学学报，2013，34（7）：774-777．

［3］刘英梅，董立友．医联体模式下医疗资源共享的博弈分析［J］．中国物价，2014（9）：81-84．

［4］朱亮，杨小娇，张倩，等．医养结合社区居家养老中心供给服务质量评价指标体系的构建研究［J］．中国全科医学，2019，22（2）：199-205．

［5］雍岚，王振振，张冬敏．居家养老社区服务可及性——概念模型、指标体系与综合评价［J］．人口与经济，2018（4）：1-11．

［6］储亚萍，何云飞．政府购买居家养老服务满意度的影响因素研究——基于国内四市的调查［J］．东北大学学报（社会科学版），2017，19（4）：385-391，398．

［7］芦炜，梁鸿．如何构建医疗联合体：组织模式、利益机制和服务内容［J］．中国卫生政策研究，2013，6（12）：6-11．

［8］张成科，宾宁，朱怀念．博弈论与信息经济学——PBL教程［M］．北京：人民邮电出版社，2015．

［9］张国通，杜刚，江志斌，等．一种动态自适应医院门诊排队模式［J］．上海交通大学学报，2007（9）：1546-1550．

［10］杜少甫，谢金贵，刘作仪．医疗运作管理：新兴研究热点及其进展［J］．管理科学学报，2013，16（8）：1-19．

扫码查看

更多参考文献